看護は私の生き方そのもの

長濱晴子

はじめに――重症筋無力症の診断から二〇年、看護は私の生き方に

私は元ナースです。平成五（一九九三）年春に、瞼が開きにくい、首が前に垂れるという症状から始まり、秋には重症筋無力症と診断されました。あれから昨年は丁度二〇年になり、六七歳になりました。

入院は六か月余に及び、清水嘉与子元参議院議員の政策担当秘書としてフル勤務できていた身体は、アッという間に手の届かない遠い所に行ってしまいました。入院が長くなるにつれて、薬を飲んで観察しているだけに見える治療に不満が募り、悩んだ末、「近代医療で治らないなら、自分で治そう」と無謀な決断をして自宅療養に切り替えました。

看護大学を卒業後は米国で交換看護婦として約二年間、臨床経験は帰国後の病棟勤務とあわせて約九年間、看護行政（旧厚生省看護課）に約九年間、さらに立法に約九年間と、一貫して看護の向上を目指す立場でしたが、一転して看護される患者側に身を置くことになったのです。

診断から三年間の経過と心の動きは、『患者になってみえる看護～難病が教えてくれたこと』（医学書院、一九九六年）にまとめ、出版させていただきました。

自宅療養になって中国医療はじめさまざまな民間療法を試み、私流天地人療法（セルフナーシング）の実践に努めた結果が、今の体力と活動につながっています。その間には退職

（一九九七年、五一歳）を決意し、本格的に療養に取り組みました。フル勤務は無理ですが、私の新しい使命を、夫（直志）の第二の人生のライフワークである「中国内モンゴル自治区の沙漠化防治活動」の応援に見つけ、一五年が経ちました。

その間には大腸癌と肛門癌、直志は前立腺癌と胃癌による手術と療養のために短期滞在しかできない時期もありましたが、一昨年からは再び五か月の長期滞在が可能になりました。

発病後の入院中の姿や退院後の大変な状況を見て知っている友人知人からは、よくまぁここまで元気になったわね！　元気になった理由は何？　難病なのに毎年医療状況の悪い沙漠地へよく行くわね、病気もちとは思えない、と言われるまでになりました。

中国の現地でも、難病の身で来るのはなぜ？　本当に元気になったな！　夫婦二人で何度も癌で手術を受けながらも来るなんて、中国では考えられないよ。日本の医療はすごいね！　羨ましいな！と、羨望の眼差しで見られたり、言われています。

少し違う表現ですが、いきいきと活動する私たちの状態は、日中両国ともに「元気」と写っているようです。

学生時代から私の動向をずっと見続けて下さった日野原重明先生と故高橋シュン先生のお言葉には、胸にこみ上げるものがありました。

三年ほど前、日野原先生から、「本当に元気になったね！　どうやって元気になったの？」と聞かれました。私は「いろいろな民間療法を試みましたが、私にとって一番良かったと思われるのは、断食でした」と答えました。すると「それは正解だね。元気になった経過を書いて下さいよ」と話されたのです。また事あるごとに、「いろいろな療法を試みて、ここまで元気になったことは珍しい。それも断食までしたのだから。そして中国の沙漠地まで行って活動していることもなかなかできないことだ。多くの患者さんを見てきたが、こんな患者さんは初めてだ」とまでおっしゃって下さいます。

高橋先生は、さまざまな状況に置かれた私に、本当に適切な励ましを下さいました。入院中は「ハルコ、今の境遇を恨んだり、嘆いてはいけませんよ。神様には神様のご計画があるのですからね。今の状況でやるべきことを見つけて、頑張るのですよ」と。また元気を取り戻したことについては「これまで元気になったのは、あなたに決断力と実行力と勇気があったから」と評価して下さったのです。

さらに、難病の診断を受けたときの上司だった清水嘉与子元参議院議員は、いつも私を見護り続け、気にかけて下さって、中国の活動現地まで足を運んで視察して下さいました。

こうした数々の暖かい励ましにきちんと応えて、感謝の気持ちをお伝えするために、難病の診断後二〇年という節目の時期に、難病になって考えた病気や健康のこと、私流天地人療法の実践経過、新しく見出した使命、看護の視点を活かしての中国での活動、日常生活に看護の心を伝える努力などを、書き記しました。

この二〇年を振り返って書き進めて行くと、ナースであることに感謝し、ナースとして得たものは一生の宝物であることを実感します。それを思うと、看護は私の生き方そのものになり、さらには幸せにしてくれているという気持ちが、強くなってきます。

数学者は「すべては数学で成り立っている」、化学者は「すべての物質は化学物質でなっている」、音楽家は「世の中すべての音は音楽だ」とそれぞれの専門家は、それぞれの分野から世の中を見て考えています。私も元ナースの端くれとして、やはり看護の視点で世の中を見たり考えていることに気がつきます。看護の心を誰もがもてば、もっと平和で穏やかな社会になるのに、と思っても不思議ではないでしょう。看護にはその力があるのではないでしょうか。

本書は、今まで私の身近で見護り続けて下さった方々へ、そして先の本を読まれ、あれからどうなったのかしらと、思われる方への報告でもあります。また、今看護の現場で働いていらっしゃる方、看護の勉強をしていらっしゃる方、これからナースを目指そうと思っていらっしゃる方、今看護の現場から離れていらっしゃる方には、少しでもご参考になるものがあれば幸せです。

二〇一四年二月

長濱晴子

目次

5　看護の考え方を育てたさまざまな体験　127

1

病気の捉え方が変わる

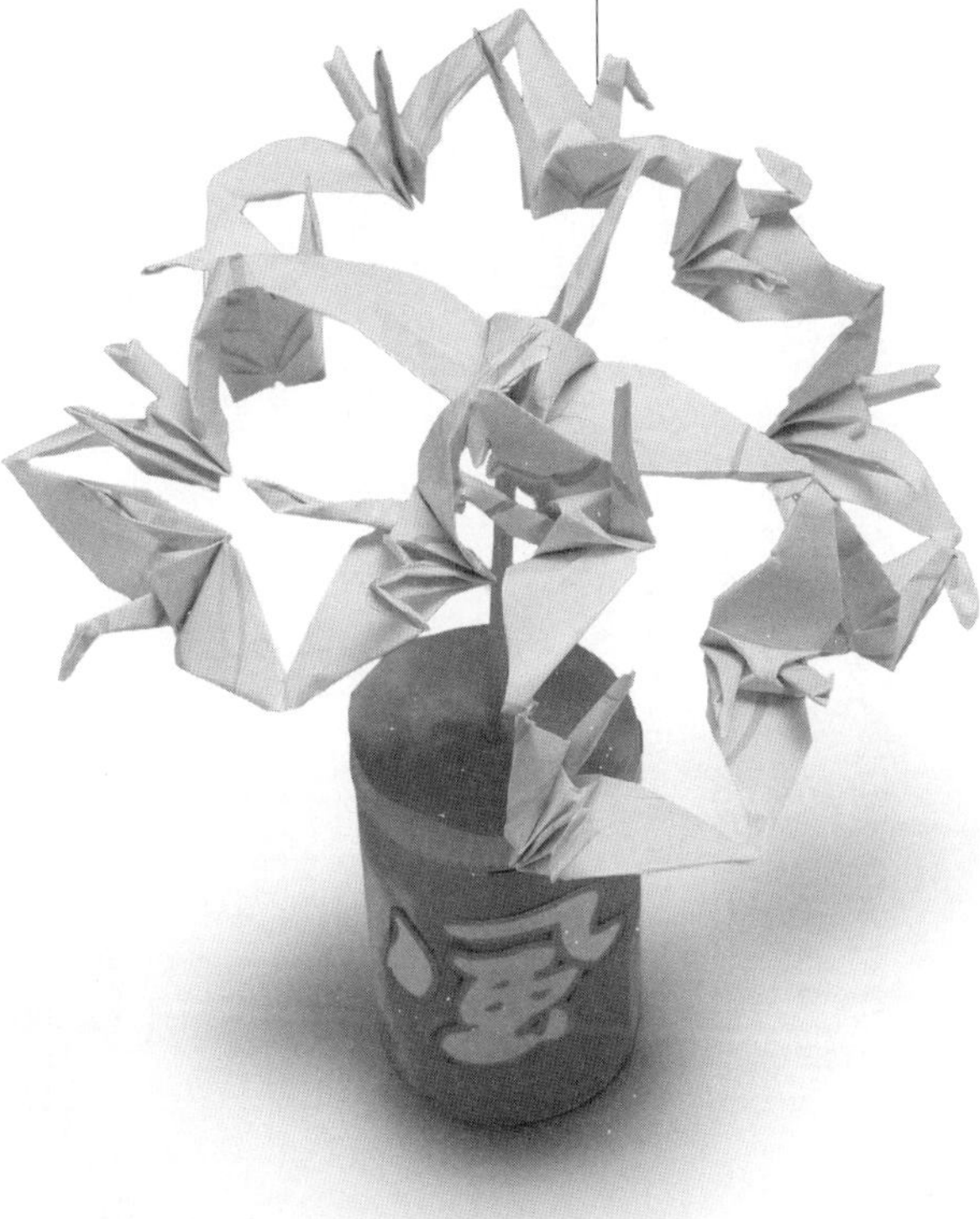

自宅療養の道を決意

自宅療養を決断したとき

人生にはさまざまな転機や分かれ道があるように、私自身が難病になってから活力を回復できた転機は、「自宅療養を決断したとき」だと思い当たります。

一九九三年春、眼が開きにくい、首が前に垂れる症状に始まり、秋には重症筋無力症（難病）と診断されました。治療に専念することが回復の道である、と考えていた私は迷わず入院し、当時の近代医療の基本的な治療（拡大胸腺摘出術とプレドニン療法）を受けました。しかし、回復すると思って受けた手術後のあまりの変化に心が震えました。全身の力がまるで入らないことに気づき、何かが変だ、何が起こったのだろうかと思いました。まあまあ順風に歩んできたと思っていた私の人生は、初めての大波に直面し、深い谷底に突き落とされた気持でした。

それでも入院中は治療に積極的に参画する姿勢は変わらず、自分の看護計画をまとめたり、独自の自己観察記録用紙や自己観察経過表を作成しました。また作業療法や理学療法も積極的に行うことによって、精神的にも助けられました。

術後落ち着いてから始まったプレドニン療法では、初日は良くてもすぐに効果が消えてしまう私の身体に気づきました。量を増やしても効果は同じで、初めは良くても長続きしないのです。だんだんと入院が長くなるにつれて、薬を飲み、量を調節しながら観察しているだけに見える治療に対して、不満が募っていきました。私自身、医療サイドの忙しさや私への優先順位を十分に理解しているつもりでも、早く治りたいという焦りやこれからどうなるのだろうという不安は増すばかりで、どうしようもありませんでした。

関心をもって看てほしい

今振り返ると、不満は看護師に向けられていたのではなかったかと思います。当時はプライマリーナース制がその病院にもボチボチ入ってきた頃で、こんなことがありました。もう二〇年前になる話ですが、その後の母と夫（直志）の度重なる入院からみても、状況に大きな変化は感じられませんので、紹介したいと思います。

例えば、ケアプランは、患者さんと話して作成していますか？　私のケアプランを見せてもらうと、表面的で、私のことを少しもわかっていないと思いました。それも当然のことで、術後の急性期を過ぎると看護師の眼は極端に遠のき、医療サイドから見れば優先順位の低い患者になり、「脱力があるとはいえ、歩ける。問題は目だけ」という認識でした。私が何を考え、入院生活で何をしているのか、聞きもしません。興味もないようでした。私が自分の看護計画を出すと「こんなに考えて、いろいろされているとは知りませんでした」と言われました。

また、看護師のラウンドでは、どんな声をかけていますか？ 入院が長くなると、毎日決められた時間に、紋切り型の質問「よく眠れましたか」「お通じはありましたか」「お食事はどれだけいただけましたか」「今日は目が開いていますね」が続くのです。それぞれ別のナースから同じように問われますが、答えるのは私一人です。最初は精一杯の対応をしていましたが、毎日のように繰り返されるので、だんだん苦痛になってきました。

最も不愉快だったのは、観察記録への反応でした。初めは医師から時間ごとの目の開閉状況を「観察記録」に記入するように指示されました。その表は、眼瞼下垂の私にとって、とても見づらく記入しにくかったのです。そこで私自身が記入しやすく改正した「観察記録」を作成し、あわせて一か月の長いスパンをグラフで見てわかるような「経過表」も作成しました。担当医師は、すぐに「これはいい」とカンファレンスに持参し、毎日の回診で見て下さいました。ところが看護師は、まったく見もしない状況で無関心でした。

不満は、この無関心はなぜだろう、でした。

「観察記録」と「経過表」を見ていれば、もっと違う声のかけ方があったのではないでしょうか？「表で見ても、調子が良くなってきましたね。よくここまで頑張れましたね」「なかなか調子が上がりませんね。もう少し経つと、薬の効果が現れてきますよ」とか、現在の肯定に留まらず、過去と未来をつなぐ会話があったら、きっと嬉しくなったはずです。
毎日の看護の中で、このように患者さんが発信しているサインをみすみす見逃しているこ
とがあるのではないでしょうか？　病気になった私は、心と身体の変化にピリピリと研ぎ澄
まされていくのに比べ、その変化を見守る医療サイドの感覚は、あまりに鈍感過ぎるのでは
ないか。サインが出ていても、実際は見ていない。もっと「目と手を使って心で看る」努力
をしてほしい。見えているサインをきちんと見る感性がほしい。私は、観察項目や評価基準
を一緒に考えてほしかったのに。そうした考える過程を一緒にしていたら、私はサポートさ
れている安心感がもて、看護師もこの表を作ろうとしている私の考え、不安や焦り、怒りも
理解できたのではないか。自分勝手に聞こえるかもしれませんが、そのように考えていまし
た。

しかし、今振り返ると、「そう願うのが患者というもの」であるとはっきり思うのです。

私の人生は私が決めなくては

フニャフニャになった身体は元に戻るのだろうか、どうすれば元の身体に戻れるのだろう
か、悩む日々が続きました。悩みながら、心の奥底に「あ、私は一人だ。一人で生きて死ん
でいくのだ。誰も助けてくれない。自分がしっかりしなければ」。この思いは「孤独感」に
も通じるものでしょう。私はここに塊《かたまり》（三五頁で詳述）の存在をはっきりと感じたのです。

すると、その塊は「しっかりしなさい。心配しないで。自分で考えて生きて行けばいい」と、私に語りかけてくるようになりました。

そして、「傍には夫もいて手助けしてくれるでしょ。有難いことじゃないの、相談にも乗ってくれるし。自分の一番したいことを決断すればいいのよ」と、決断を迫るようにもなりました。

そう、私のしたいことは、「私が受けた近代医療の治療は、私には合わなかったようだ。それなら自分自身で治してみよう。自宅療養に切り替え、良いと思われることは何でもしてみよう」でした。直志と毎日話し合いを続けながら、私自身の決断を話しました。私一人では身動きがとれませんから、直志の了解、協力と応援を得ることがまず必要でした。有難いことに全面協力をしてくれることになり、一か月後になる三月末に退院の目標を定め、二人で準備に取り掛かったのです。

現実には、主治医の説得、退院許可がもらえるまでの体力の回復が必要でしたが、首の力が弱く二時間起きているのがやっと、プレドニン服用量四〇ミリグラムと退院するには多過ぎる状況でした。それでも主治医から、自己責任を伴う感染防止等の条件つきの覚悟の上、退院にこぎつけました。

飛び込んだ勇気と決断が功を奏す

あのときに自宅療養を決断していなかったら、どうなっていたことでしょうか。そのときが、私にとっての分かれ道であり、決断のときだったと思います。

分かれ道というと、平坦な道を右か左のどちらかに進むという感覚かもしれません。しかしその感覚では、間違ったらまた歩いて別の道へ行けばよい、あるいは元に戻れるわけです。しかし、私にとっては、先行きが見えず、道も見えない、崖っぷちに立たされたようなもので、飛び込むか、飛び込まないかを迫られた感覚でした。飛び込むしかなかったといえばそれまでですが、飛び込むことは何もわからない別の世界に行くことでもあります。飛び込んだが最後、決して元の世界には戻れないのです。自分にとって良いのか悪いのか、皆目見当がつかないのですから、飛び込むことにはかなり勇気がいります。

しかし、短いなりにも今まで生きてきた人生を振り返ると、看護大学に入ったとき、米国へ行ったとき、帰国して京都の病院で本格的に臨床経験を始めたとき、看護行政へ転身したとき、立法の世界に足を踏み入れたとき。どれをとっても飛び込んだ感覚と同じでした。今までは仕事でしたが、今度は自分の身体への挑戦、取り組みになるのです。これも私に与えられた人生、しっかりと受け止めてやってみようと思い、飛び込む勇気と決断はそんなに大変なことではありませんでした。

今考えれば考えるほど、あのとき勇気をもって自宅療養を決断していたからこそ、今の私があるわけですから、飛び込んで良かったと思います。人生では、勇気をもって決断し実行すれば、予想もしない良い方向にきちんと報いられることを実感します。

それができたのには、条件がありました。何よりも働いていて、四七歳で気力が十分にあり、体重が六二キログラムと体力があったこと、直志の協力と支援があったこと、上司はじめ周囲に理解者がいたことはとても幸運だったと思います。つまり、患者にとっては、さまざまな情報収集とそれを分析し取捨選択できる力、家族の協力、それを支える医療やスタッフの協力体制が不可欠なのです。この患者・家族・協力体制の三者のバランスがうまく機能しなければなりません。

私の場合は、患者である私自身の意思が強く、セルフナーシングで突き進んできた感を否めませんが、それぞれのケースでバランスをうまく保ち、目標に向かう体制が望まれます。患者の意思を尊重し、その意思に沿ってサポートするのが医療側の役割だと思います。

自宅療養のセルフナーシングで得られた満足感

新しい世界は喜びと魅力

勇気をもって飛び込んだ世界は、どんなものだったのでしょうか。

私にとっては知識や療法や指導者、あらゆる面でまったく初めての世界でした。というのは、今までは鍼治療を受けたことがあるぐらいの知識しかなかった東洋医学の方面に入り込んだからです。今のようにインターネットが普及している時期ではありませんでしたから、情報収集は実にオーソドックスな、手間暇かかるものでした。

これには、動けない私に代わって直志が動き回ってくれました。鍼灸師、近くの薬局、巣鴨地蔵通りの漢方薬局から、本屋へ行って東洋医学と思える本を購入して読む、というような情報収集でした。

有難いことに求めれば次々と情報網は広がり、新しい知識を得ることができました。また知人からも「こんな治療はどうか」と教えてもらうこともあり、やってみる価値がありそうだと思った療法は、積極的に試みました。

さまざまな療法を通して多くの指導者と会い、今までとは異なる知識を得ることができ、新しい患者仲間にも会えました。そこで教えてもらった療法を日課に組み入れ、呼吸・食事・運動・心のもち方・睡眠・環境を整える努力をしました。これはまさに看護の基本に立ち返ることで、いわゆる自己看護（Self Nursing）に取り組んだのです。

自宅療養を選択したことは、後戻りできない不安な気持ちに追い込まれたような状況でしたが、反面、二四時間を自分の意思で自由に計画し、実践できるセルフナーシングは、言い表せない喜びと魅力がありました。私自身が主体であるという自覚で、そのときの体調にとって必要な療法か、自分に合うかどうかを身体と相談しながら、また指導者とは波長が合うかどうかを見極めながら、続けるか、あるいは止めるか、経済的にも続けられるかなどを慎重に考えました。その意味では、とても身勝手で、わがままな選択でした。しかし、まずは私自身が納得でき、安心感があり、気持ちよく療法を続けたいという思いが強かったのです。

看護は自己回復力を引き出すこと

退院後一週間から半年間は、中国医療（鍼・漢方・気功）の教えを受け、日課に組み入れました。気功はまったく初めての経験で、朝昼夕の一日三回の気功は、時間がどんどん伸び、一番長いときは一日七時間半にも及びました。しかも、長いという感じはまったくなく、毎日続けられました。それは、身体が要求していたからだと思います。ところが、だんだんと活力が戻り、起きている時間も長くなるにつれて、長いと感じるようになりました。そう感じるようになると、そのときの私にはその療法（中国医療）は限界と思い、次の療法を探し始めました。

次に取り組んだのが、息・食・動・想・環の調和を求める快療法でした。息は呼吸、食は食事、動は運動、想は心のもち方、環は生活の環境で、看護の基本にかかわる考えでした。これにＬＥＴ（Life Energy Test）で身体に良いものを探し、温熱療法（アイロンやヨモギの温灸）や尿療法などを取り入れ、身体が気持ち良い方向へと導いていくものでした。無理をせず、気持ち良いので継続することができました。

こうしたさまざまな療法を積極的に取り入れながら、心と身体のバランスを考え、今の状態をどう考え（問題点の把握）、どこへもっていこうとしているのか（目標の設定）、今の身体に合った方法（計画）に基づいて、実践する日々でした。毎日セルフナーシングを継続することによって、フニャフニャだった身体の芯は太く強くなり、体力は確実に回復していきました。この過程は、今まで看護教育で学んできた西洋医学とは異なるものであり、今までに積み上げてきた知識や経験がガラガラと崩れる思いがしました。一方、実施している内容は医療行為というよりも、まさに看護の基本を忠実に実践しているという思いを強くしたのです。

この状況は、近代医学の教育を受けその中に育ってきた私に、何を教えようとしたのかを考えました。それは、人間の生きる力、人間誰もが本来もっている力を、身をもって教わったのだという気がします。一般に、自然治癒力、自己治癒力とか自己回復力と呼ばれる力です。人間が本来もっている力が落ちたときに、再びその力を取り戻す、あるいは引き出すのが看護である。それこそが看護の基本であることを教えてくれたのだと思います。

ですから、自分の納得できるまで粘り強く、継続することができました。このとき、高橋シュン[註]先生が「良いものは良いのだから、あなたが納得できるまでやりなさいね」とおっしゃった言葉を思い出しました。

註　高橋シュン：一九一四〜二〇一三。聖路加看護大学名誉教授。一九八二年勲四等瑞宝章受章。第二次世界大戦中の従軍看護婦としての活躍と、戦後の日本の看護と看護教育向上に尽力した功績が評価されて、一九九七年ナイチンゲール記章受章。

闘病 共生から感謝へ

こうして毎日毎日同じ日課をこなしている経過に、思ってもいなかった気持ちの変化がありました。

六か月余の入院期間と、自宅療養を始めてからの四か月ほど、この診断から一〇か月は、まさに「闘病」でした。職場復帰のために体力を回復するのが目的でしたから、「早く治したい。早く治らなくては。元の体力を回復し、早く職場復帰をしたい」という一点だけでした。入院中は治療に積極的に参画し、自宅療養から約一年間は、さまざまな民間療法を試みよう、ある程度お金をかけようという思いで邁進しました。

どんなに頑張っても、体力の回復は非常に遅く、正に薄皮を剝ぐように、というのが適切な表現だったと思います。どう考えても回復には程遠い感じだったからです。確かに術後のフニャフニャ感は消えて、体力は回復してきても、フル勤務できる身体ではないのです。入院前には何も感じることなく普通に勤務できていた身体、一日中起きていられる身体、連日働ける身体と体力が、いかに素晴らしいものだったかを痛感しました。

頑張った結果がこの程度であること、元の元気な身体に戻るにはかなりの時間を要するだろうということは、毎日の生活の中で、容易に感じられました。この状態を受け入れるとか、受け入れざるをえない、と自分を納得させるものではなく、病気と仲良くするしかないな、と自然に思えたのです。こう思えたとき、「闘病」から病気との「共生」にと気持ちが変わったのです。

当時は気功に一日七時間半もかけていた時期です。毎朝、太陽が昇るのを見ながらの気功により宇宙の中にいる自分の存在がいかにちっぽけなものかを感じました。「早く治るのは無理のようだ。でも、これだけ元気になれたのだ」、そう思うと、難病になって今まで知ら

神様からの贈物

病気にならなかったら　知らなかったであろう
たくさん　たくさんのことを　教えていただいた
病気にならなかったら　会わなかったであろう
たくさん　たくさんの方々に　巡り会えた
病気にならなかったら　解からなかったであろう
たくさん　たくさんの愛を　優しさをいただいた

健康を失ってみて有難さがわかるなんて
ホントにバカな私
でも病気になって得たものが
たくさんたくさんあるのだから
やはり病気は人生の隠し味なのだ
病気は神様からの贈りもの
私は病気になって本当によかった
ありがとう　ありがとう　神様

『患者になってみえる看護』より

なかったことを学んだり、いろいろな人に会えたり、多くの人に助けられてきた結果である、ということが頭の中いっぱいに広がって溢れるようでした。そうだ、これは病気になったからわかったこと、病気にならなかったら私にはわからなかったことなのだ、と思うと、病気に感謝しなくては、という思いが頭の中と体中を駆けめぐり、なんだか大きな力を得たようで、嬉しくなりました。

診断から約一年半、その気持ちはすらすらと自然に詩「神様からの贈物」になりました。

このように、病気の捉え方が、「闘病」から「共生」へ、そして「感謝」へと変わったのです。難病になる前は、病気はマイナス面で捉えていたと思いますが、マイナス面の中にプラス面を見つけた瞬間でした。感謝の対象になるとは思ってもみませんでした。こんな気持ちを直志に話し、手書きの詩を見せると、今まで同じ気持ちで共に闘ってきたと思っていたのに、いつの間にか一段も二段も階段を昇っていたのか、と驚きの表情でしばらく考え込んでしまいました。ここまで回復した現実と、それを支えた前向きに生きる姿勢や考え方を思い出して、心から喜んでくれました。

ところがそれは、私を知らない人に理解してもらうことは、なかなか難しいことでもありました。『患者になってみえる看護』が出版された後の話ですが、ある病院で講演した後にこんなことがありました。壇上でお辞儀をすると、一人の看護師がサササッと歩み寄ってきて、「あなたは病気に感謝と言うけれど、それは眉つばである。私は信じない」と言い放って、去ってしまったのです。その方は、患者さんの辛い状況に連日接していらしたのかもしれません。私に言わないではいられない、何かがあったのでしょう。

この本をお読みになって、同じ考えの方はいらっしゃるでしょう。この溝を埋めることは至難の業です。それでも私は、私が経験して気づいたこと、得たものは、自ら発信して伝えることが大事であると思います。伝えなければ通じない、何も変わらないと思うからです。

2

問い続ける「病」とはなにか

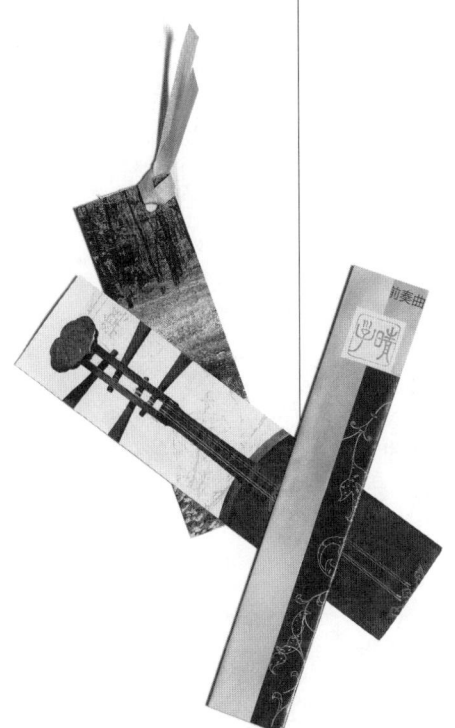

病にはメッセージがある

目が開け難いのは見るなということ?

重症筋無力症になって、明らかに体力が低下しました。それ以来、病気とはなんだろう、病気が治るとはどういうことだろう、健康とはどういう状態だろうかという疑問は、いつも頭の中にあり続け、同時に、私自身の生き方をも問いかけ続けるようになりました。

病気には意味があるのではないか、と考え始めたのは、退院して二年くらいのことです。だいぶ体調が回復して良くなったと思った時期に、無理して仕事をやり過ぎてダウンしてしまったときでした。身体はぐったりし、横になることが多くなり、右目が開き難く、眼瞼下垂の状態で、再び日常生活に不自由を感じるようになってしまったのです。目標にしていた仕事ができるようになって喜んでいたのに、できないとはどういうことだろうか……。もしかしたら、これは仕事をやらないほうがいいのではないか、と本能的な不安を感じました。

そうした時期に後述する自強法と出会い、私は変わっていくのですが、このときに会ったA氏の一言がずっと心に残って、その意味を考えるようになったのです。

両目が閉じた状況を見て言った一言は、「目が開けにくいということは、見るなということとなんだから、開けないでいいんだよ。開くまで待っていたらいい」でした。まさに徳川家康の心境でしょうか。焦るな、気長に、ゆったりした気持ちで、ということでしょう。それまでは目を開けることばかりを考えていましたから、開けなくていいという考えは初めてでした。それまで考えてもいないことでしたので、強い威力で胸を刺され、私の心に深く残りました。この言葉をいつも心にとどめながら生活を送り、この言葉の意味を考え続けました。

「目を開けなくていい」と考えると、体調がダウンした理由がはっきりしてきた気がしました。「それは病気になる前と同じ自分に戻ろうとしているからではないか。前の自分とは、単に仕事に戻るというだけではない、自分中心の傲慢な生き方をしてきた自分に戻る、ということではないだろうか。それを阻止しているのではないだろうか。私がここまで回復できたのは、きっと意味がある。私にしかできないことがあるから回復できた。元気にして下さったのだ。そのやるべき道を進んでいれば、きっとスムーズに進むだろうし、ダウンすることはないのではないか。現実にダウンしたということは、まだまだ私自身が心を入れ替えていないのではないか。変わったと思っているのなら、それはきっと上っ面にすぎないのではないか」。

しかし、「目を開けなくていい」という言葉は、私自身の身体を急に楽にしました。無理して開けようとしなくてもいい。「鳴くまで待とうホトトギス」の心境になりました。イライラがなくなったと自分で思っていても、まだまだ序の口にすぎなかった、という思いが強

ムリして見ないでいいよ

目が開けにくい
開けようとすると
顔がゆがみ　全身がコチコチになる
イライラする
瞼を閉じていると
心はゆったり　自然だ
音が聞こえる
声が聴こえる
心も聴こえてくる
聴こえるという字の中には
耳も目も心もある
耳と目を使ってしっかり心で結ぶ
心で看ること
ムリして見ないでいいよ
心の眼で看ればいい
病気が私に教えてくれた
心の眼を養いなさいと

くなりました。身体がリラックスし始め、自強法をすることによって、さらに心と身体はリラックスしていきました。

心の眼を養いなさい

この考える過程で最も気になったのは、「私は他の病気ではなく、なぜ重症筋無力症なのだろう」でした。重症筋無力症になった意味を考え続けたのです。

「重症筋無力症というのは、たまたま近代医療がつけた名前にすぎない、そうした病名に惑わされるな。実際私が苦しんでいるのは、目が開けにくいということ。顔が変形していることではないか。人間の身体の中で最も目につく顔に変形が現れたということ。情報量の多い目に変化が現れたということは、どういう意味があるのだろうか」私が出した結論はこうでした。

「目が開けにくい、顔が醜くなったということは、目に見えることに惑わされるな。物事の本質を見なさい。そのためには、心の目で見ることである。心眼を養いなさい」

これが、病気から私へのメッセージであると思いました。


次の疑問は「心眼とは何か」でした。私なりの答えは、智恵です。

「智恵を得るにはどうすればよいのか。社会の常識や判断に惑わされず、完全で永遠に変わらない大いなるもの、天、神と対話をすることではないか。この対話は、もっている五官の全感覚を鋭くし、かつ魂も集中して一生懸命考える、六感を働かせて考えること。この対話をした結果で行動する」

この考え、行動する源となる名状しがたい「力＝パワー」という不可思議なものの存在を、私は自強法や気功によって気づき、中国の沙漠地の生活で実感となり、私をパワーアップさせてくれた気がします。真っ暗闇と静寂の中に身を置くと、宇宙の中に存在する自分のちっぽけさを知り、生かされている自分を知り、宇宙の中に漂う自分を自覚したとき、病気の前には考えられなかったほど、はるかに強い自分を感じることができました。病気をしたことによって、別の世界が見えてきたような気もするのです。

このときから、私の考え方と生き方は大きく変わりました。

このように、病気に意味があるとは、以前の私だったら考えられないことでした。私は病気によって本当の自分に会うことができ、私自身にとって無理のない人生が歩けるようになった気がします。「病気に感謝」という意味の深さもわかってきたように思いました。

こうした考えになるのは私だけでなく、病気になって、見えない物が見えるようになったり、人生の意味を新しく見つけていく人も少なからずいるのです。病気がその人の人生にとって、必要なものであり、大きな意味づけがあること、そしてその意味を理解した人は変わっていくことでしょう。

「病気が治る」ってどういうこと？

病気をつくりだしているのは私の心

病気からのメッセージは、心と身体が密接な関係にあることも教えてくれました。

目に見えない心の内面に入り込み、自己と真剣に向き合って、わかったことがあります。表面に現れる身体の有り様は、心の有り様も表わすことを考えると、心は身体に影響し、心と身体は密接な関係にあり共に影響し合うものであること。治りたいという心があるから、自然に身体が動く。動き続けることによって身体は元気になっていく。それは相互関係によるものですが、心が身体の自ら治そうとする力（自己回復力とよばれるもの）に働きかけているることでもあり、自分の心も見えてくる、見ざるをえなくなってきたのだと思ったのです。病気をつくりだしているのは自分自身であり、心の現われではないかということに気がつきました。

そして「治るとはどういうことか」を考え始めました。

病気の意味を理解したら治った

一つは、「病気の意味を理解したら治った」という考えです。

病気は、その人の人生にとって、必要なもので重要なのだという意味合いももっているのではないか。そのうえで、その人の人生にとって病気の意味を理解したときに治る、反対に病気の意味が理解できるまでは治らない、ともいえます。これは、今どんな健康状態にあるか、を示すものにもなります。身体の状態ばかりに惑わされずに、心のあり方や魂の磨き方にもっと目を向けることが重要なのだと考えます。

まず、悪くなった臓器を治す、悪い物を取ることで「治癒した！」と考えるならば、この考え方は当てはまらないでしょう。

一方、病気に意味を見出そうと積極的に考え努力すれば、免疫力、自己回復力は確実に高まるのではないでしょうか。また、周囲がそうした考えを理解するならば、今までとは違った援助方法が見えてくるはずです。周囲の人も、「私は何ができるか」を真剣に考え、言葉に出し、行動するようになります。これがものすごいパワーとなって働きかけ、病気は治る方向に向かうのではないでしょうか。

当時、私は左よりも右瞼の方が開きにくく、眼瞼下垂に悩んでいました。健康な人から見れば異常な状況はすぐにわかります。その頃考えたことは、この右目は、実に気分屋であるということでした。これは私自身ではないかと思ったのです。眼は、外を見ていながら、実は私の心を見透かしているのです。私の魂の輝きの程度を表しているとも思いました。なぜなら、気分が良く、好きなことに集中していると、信じられないほどランランと目が開いているのです。それも、開いていることすら忘れていて、「アレ？　開いている！」と気がつく始末です。例えば、自己流で包装紙を小さく切って作る切り絵をやっているとき、歌っているときがそうです。逆に考えれば、この右目が好きなこと、右目が開くことをすればいいのではないか、右目と相談しながら物事を進めていけばいいのではないか、と考えたのです。

これは、病気からのメッセージとともに、心と身体の間には相互関係があることを理解したということでもありました。

自分が治ったと思えば治った

二つは、「自分が治ったと思えば治った」という考えです。

「治る」というのは、正常に対して異常があり、異常から正常に戻ることである、とするならば、その正常とは、本当に正常なのだろうか？　正常とは果たして何をもって正常といえるのだろうか？　自分を含めた周囲の人々が描いている正常は、誰にでも当てはまる正常なのだろうか？？

考えていくと、治るとか治らないは、あまり関係ないように思えてきました。自分が「治った」と思えば、「治ったのだ」と思うようになりました。

私の病気について一番わかっているのは私だ、周囲がどう見ようとも、どう思われようとも、何と言われようとも、自分が治ったという強さや思いが重要であると思ったのです。

実際、外見は普通に見えなくても、気持ちは普通、いつまでも病人扱いしないで、と直志に対して鬱陶しく思った時期がありました。これはまさに、誰がどう思うとも、開き直りに見えようとも、「私は治った、病人ではない」と思ったからです。こういう状態は、明らかに、病気は治っていると見てもいいのではないでしょうか。

その人本来の生き方に戻してくれた

三つは、「その人本来の生き方に戻してくれた」という考えです。

これは初めの考えに似ていますが、それまでの生き方が、その人に合っていなかったり、似つかわしくなかったり、無理をしていたものを本来の姿に戻す、というものです。多くの場合、本人がそれを気づいていない場合がほとんどだと思いますから、病気という大きな力によって、引き戻してくれた、あるいは修正してくれたとも言えます。

かつて、「もう、現役には戻れないかもしれない」と話すと、「現役に戻りたいの？　病気になったということは、もう戻るなということでもあるでしょ？　戻らなくたっていいじゃない」と言われたことがあります。早く現場に戻らなくちゃ、戻らなくちゃと思っていた、まさに「闘病」の時期でしたから、「えっ？　何を言うの？」とハッと驚きました。そこから、自分の生き方を考え続けることになったのです。

納得できる折り合いの付け方

これらの三つの考え方は、それぞれが独立しておらず、相互に関係しています。しかし、いずれもある側面を表していることは確かです。一番肝心な点は、本人が「治った」と思わない限り、「治ってはいない」のです。

かなり回復した頃、主治医から「これだけ元気になったのだから、いいじゃないの。こんな人なかなかいないよ」と言われました。この言葉は、「これだけ元気になったのに、まだ文句があるの？　いい加減に我慢しなさいよ」とも聞こえました。

その頃の私が求めた回復は、フル勤務ができる体力でしたから、明らかに主治医と私の間には大きな溝があったわけです。主治医から見れば多くの患者の回復状況を見ていますから、

「ここまで回復すれば大したものだ」になるのでしょうが、そんな気持ちがわからない私には、私の物差しで考え目標をつくっていたわけですから、不満が残りました。

こうした現実にどうやって折り合いをつけていくのかは、とても大きな問題です。ある面から見れば、仕方ないなぁ、このあたりで我慢するか、といった「妥協」をすることもあるでしょう。しかし、たとえ周囲から妥協と受け取られても、自分自身の現実を見、現実を受け入れ、納得して自ら積極的にその道を選びとり、歩む道であれば、それは妥協の道ではなく、「その人の道」であると思うのです。私はそんな考えで、残された能力を使う道として、今の道を選んで活動を続けてきました。

病気はエネルギーの塊

病気は、気が病むと書きます。それはどういう状態なのでしょうか。自律神経のバランスが悪くなるなどいろいろと言われますが、「病気はエネルギーの塊だ」という考えがあります。これを聞いたときは、何を言っているのかまったく理解できませんでした。しかし、私自身が病む前と病んでいるときを振り返ると、明らかに今までにない異常な状態がありました。重症筋無力症の症状は春からですが、その夏は、とにかく動きたくない汗をかきたくない、という気持ちが強かったのです。外出すると、冷房の効いた場所をどうやって歩けば目的地へ着くか、汗をかきそうになると、通りがかりのビルに入って涼んだり。大腸癌を診断される前は、寒くて寒くて縮こまって、毎晩かなり熱めの半身浴をしなくては居られませんでした。いずれもその欲求の度合いは異常でした。これは明らかに「静」の状態です。病気をため込んでいる状態で、マイナスのエネルギーをため込んでいたのではないかと思います。

その後、自強法で私自身があんなに動く、つまり「動」になるとは全く信じられないことでした。あれは、動くことによってたまっていたマイナスエネルギーを発散させたのではないか。マイナスエネルギーを発散させることによって、活力を得、回復に導いたのではないかと思うのです。ですから、重症のある時期を過ぎたら、術後にはできるだけ早く身体を動かすというのも納得できます。

さらに言えば、アスリートは身体を動かして発散しているから元気、歌手は大きな声で歌って呼吸筋や腹筋を使って発散しているから元気。逆に考えれば、そうすれば健康になれる、元気になれるとも言えるわけです。

「静」から「動」にすることが病気を治すのならば、これを意図的にすれば「病気が治った」状態になるのではないかとも考えられます。

「健康」ってなに？

私にとっての健康

このように考えると、いつも「健康とはなにか」を考えてしまいます。

私にとって健康とは、第一は、自分の身体のことで、苦しくなく呼吸ができる、おいしく食事が食べられる、毎日きちんと排泄がある、毎晩よく眠れる、きちんと歩ける、身体に痛みを感じないことです。第二は、自分のことだけでなく、自分以外の人（家族はじめ周りの人）のことを考えられること。第三は、幸せを感じられること。

この三つが一体であることが必要で、どれか一つ欠けても健康とはいえないのです。またこの三つの配分は健康状態、年齢や性別も影響し、体調が悪ければ第一がほとんどになってしまいます。

今の私は、毎日まずは第一のこととにらめっこしながら、ご機嫌をうかがいながら生活しているようなものです。また、この中には「目がよく開いていること」は入っていません。これは、ボトックス治療（ボツリヌス毒素製剤を使用した治療、一七六頁を参照）によって、人工的に開けてもらっている「感謝」の領域に入っているようで、私の心の中では特別枠にに入っているのです。

第一は、第二、第三へつながるものですから、本当に大きな要素です。現在の私は、第一の要素の配分が大きいかもしれませんが、第二も第三もほどほどに満たしていますから、まあまあな健康状態といえます。

ＷＨＯの健康の定義と比較

これを、ＷＨＯの健康の定義と照らしてみると、ご存知の通り「健康とは、病気でないとか、弱っていないということではなく、肉体的にも、精神的にも、そして社会的にも、すべてが満たされた状態にあることをいいます」（日本ＷＨＯ協会訳）となっていて、私の考えと合致していると思います。

改正されていませんが、一九九八年に提案された改正案[註]では、［dynamic］と［spiritual］が追加されていることを考えると、これをどう訳すかは難しい問題がありますが、私は次のように考えます。

［dynamic］は、前向きに周囲の人と関わりながら活動している状態を、［spiritual］は、大いなるものに包まれた自分にとって揺るぎない信念をもっている状態です。つまり、自分が幸せに思い、周囲からも幸せそうに見えたり感じられる状態だと思うのです。それが肝心な気がします。

この改正案から見ても、今の私は健康な状態と考えてよいでしょう。

註　WHOの憲章　健康の定義の改正案（一九九八年）：Health is a **dynamic** state of complete physical,mental, **spiritual** and social well-being and not merely the absence of disease or infirmity.　太字が、改正案で追加された。

この「健康」はあくまでも他人が評価するのではなく、人それぞれに評価基準があってもよい、と私は考えます。こんなことがありました。

六〇歳を過ぎてから、まだもう少し中国の活動を続けたいから体調のチェックをと思い、人間ドックに入って、健康診断を受けました。あらかじめ記入した生活習慣、食事の量や、嗜好品などを見ながら、保健師から指摘される一つひとつに、「それって何よ。ちょっと違うんじゃない？」と、だんだん不満の気持ちが湧いてきましたが、すぐに、人間ドックを受けた自分が、間違っていたと思いました。それは、保健指導の目的がメタボリック症候群の予防にあったことです。もう一つは、「〇〇はあまり良くないので、〇〇に」とか、私には若い人にしているのと同じような指導に思えたからです。

「健康って何よ。皆一律ではないでしょ。その指導は、あくまでも正常値を基準にし、それに近づけているだけじゃないの。私はもう六〇歳を過ぎているのよ。難病になってここまで回復したのよ。一〇年以上も中国の僻地といわれる所まで行って活動しているのに、少しくらい変な値があったって、いいんじゃないの？　もっと私の全体像を見てよ」と叫びたい気持ちでした。

もう一つ思ったのは、記入している内容すべてを信じているの？　という問題でした。若い頃は、何でも記入された内容は正しいと思っていました。ところが、だんだん経験を重ねるうちに、ここはおかしいのではないか、と思うことも出てきました。といってもあからさまに指摘するのではなく、全体的に見ていこうという考えになったのです。

人間ドックは、翌年も継続して、私自身が気になる問題だけに重点を置き、適当に記入しました。昨年とは打って変わって、簡単に済みました。そして次の年からは受けることをやめ、再び、他人に頼ることなく、私自身で健康状態を看護《みまも》る体制に戻したのです。

私自身で看護るとは、さまざまな知識を蓄え、自分の考える健康状態に自分を置くことです。たとえ正常値に少し外れていても、私自身が楽しく、幸せを感じて日常生活を送っている。それが周囲から見てもわかること、ではないかと思うのです。年齢を重ねて生きるとは、正常値を「自分の物差し」でつくったっていいじゃないの、という強い信念もときには必要だと思います。

数値を知ってどうなるの

「健康」の判断基準には、正常値という数値を望ましい目標値として重要視する傾向にあります。それに近づけるための指導をするのが通例です。しかし、正常値はあくまでも平均値から取った値ですから、自分が元気を感じたり、気持ちよく感じていればよいのではないか、数値の幅に相当の余裕をもたせることも必要だと思います。

フィットネスクラブに行くと「今日は気温が五度だから寒いな〜。今日の血圧は〇〇／〇〇だから元気だな」という人がいます。私は可笑しくていつも「それは逆じゃないですか」と言い返します。五度だから、少し厚着をしたり、セーターを着るのでしょうか。寒いから着る、気温を見たら五度だったのでしょう。元気だから血圧は〇〇／〇〇なのでしょう。最近は、こうした数字に振り回されているのではないか、と思われる人が大勢います。

そういえば、中国の沙漠地でもこんな話がありました。寒い冬をもう少し暖かく暮らせる住宅用の基礎データを集める目的で、日本の大学の建築学部の研究者が真冬と真夏にやって来たことがありました。何十万円もする最新の温度測定器を持ち込み、ピッ、ピッと外気温、入口の内外、天井、窓の内外とこと細かく調べました。あわせて、どれだけ空気が汚いかを入口、調理場のかまど周辺の微粒子の数の測定などで調べたのです。これを見ていた農牧民は、「温度が何度だとわかっても、どうだというの？　どんなに寒くても、暑くても死んだ人はいないよ。何処が汚いかがわかっても、どうだというの？　ちゃんと料理して食べているから、汚くて死んだ人はいないよ」と言うのです。これを聞いたとき、しばらく笑いが止まりませんでした。

中国の感覚に慣れて帰国すると、テレビやラジオで「今、〇時〇分〇秒を過ぎたところです」と、秒まで言うこと。「電車が三分遅れで運行されています。お急ぎのところご迷惑をおかけして、誠に申し訳ございません」などと言うのを聞くと、もっとおおざっぱでいいのじゃないかと思ったりするのです。

「元気」ってなに？

私にとっての元気

健康を考えるとき、健康の源になる「元気」とは何だろうと考えてしまいます。

私にとって「元気」とは何でしょうか。どういう状態を言うのでしょうか。

第一は○○を食べたい、○○を見たい、○○をしたいといった欲求があることです。術後の何もしたくない、何も考えられない、ただボ〜ッとして、窓の外の空を見上げていたときを思うと、元気とは正反対の状態ですから、何かの欲求があるのは、まさに元気がある証拠です。

第二は、中国での現地活動についてあれこれ考えられることです。次々とアイデアが出てくるのは元気な証拠です。

第三は、最後の踏ん張りがきくことです。退職を決意したときに思った、何かを仕上げるときのあともう一歩、ゴールが見えているのに、これをすれば終わりなのに、とわかっていても踏ん張りがきかない歯がゆさ。それを思うと、踏ん張りがきくのは私にとって元気な証拠です。二〇一一年に作成した『日中環境教育実践普及センター10年のあゆみ』はA４判三五二頁もの大作ですから、完成させたのは、元気があったからでした。

元気の源は太陽と土

私が病気になって元気をなくした、元気が消えてしまったと思ったのは、フニャフニャ感と表現した、術後に全身の力がまったくなくなったときでした。言葉では「脱力感」と表現するのでしょうが、そんな言葉では言い表わせない、身体が溶けてしまっているような感じ、身体の芯になっている物か、何か「塊《かたまり》」のような物が消えてしまったような感じがしました。ドロドロした物が何となく固まっていくような感じがしてくると、だんだんと力が出てきました。ドロドロは太陽と土が固めてくれる、だんだん固まって「塊」になる、その「塊」が「元気」であると、私には思えるのです。これは大げさにいうと、何もない宇宙空間でガスや宇宙塵が集まり、やがて光り輝く星が生まれるようなイメージです。

退院後すぐに、中国人医師から教えられた気功を、毎朝五時頃から防寒着を着てベランダに出て二五～四〇分間行っていました。太陽が昇る四〇分前頃の美しさから日の出にあたるわけですが、毎朝太陽の光を浴び続けると、身体の中にエネルギーが入り込んで力がついてくるようでした。

退院して半年後に行った岩手県衣川の稲刈りでは、空の太陽と田圃からのエネルギーが入り込んでくるようでした。身体を土に近づけたほうがより気持ちよく、より大きなエネルギーを感じました。猪苗代湖の湖畔にある、気の強い砂を利用した「砂浴」は、さらに強烈でした。「砂浴」は、別府温泉とか指宿にある熱い「砂風呂」よりかなり低温で、一時間近くもゆったりと入っていられます。元気な身体にとっては何にも感じないのでしょうが、身体が完全に弱ってしまうと、そうしたエネルギーを強く感じるようです。

私は太陽と土からエネルギーをもらうようにして、元気を取り戻せた気もします。

東京ではマンション生活ですから、地面から遠く、道路はアスファルトで、土に触れることは非常に少ないものです。空もどんよりと太陽を遮っています。それに比べ、中国の活動現地である沙漠地に行くと、気分も上向きに元気になります。外の自然から得られるエネルギーの違いを、東京にいるときよりも格段に強く感じます。晴れた空の下では空を近くに感じられ、太陽から遮る物が少ないこと、地面に近い生活だからと思います。

自然は心にも力をくれる

中国の活動現地での生活は、気分が良いときばかりではなく、時として心が折れてしまうこともありました。私は急に不安で不安でたまらなくなり、少しパニック状態になったこともありました。そんなときに、紹介されて行った大草原は身も心も癒してくれました。自然の力の大きさを実感したのです。

私たちが行ったのは、活動現地から北へ二五〇キロメートルのホリンゴル大草原です。周囲は見渡す限りの大草原で、遠くには大興安嶺山脈が見えます。一見、山が近そうに見えても、一日中車を走らせてもたどり着かないという広い場所です。

素晴らしい夕焼けを残したまま西へ太陽が沈み、しばらくすると、東の地平線から大きなオレンジ色の月が昇ってくるのが見えました。なぜこんなに美しく見えるのでしょう。なぜ美しく感じるのでしょう。言葉もなく見とれていました。ちょうどその日は中秋の名月だったのです。大草原で見事な満月を心行くまで堪能できました。中国では、満月は人の心を洗うと言うそうで、本当にそんな気がしました。なんと優しく私たちをしっかりと見つめ、看《み》護《ま》もってくれるのでしょう。

夜一〇時頃、雨と雷の音に驚いて外に出てみると、天空の中央に大きな真珠のような満月が煌々と光っています。しかし、満月を囲むように暗雲がたなびき、そのあたりから雷鳴とともに稲妻の光が見え、大粒の雨が降ってきました。でも、その雲以外は澄み切った星空なのです。大草原を覆っている天空の中に、満月、星、暗雲、雷、雨が同時に見えるという光景に、大自然の神秘を感じました。

翌朝は西に月が沈み、東の空には美しい朝焼けとともに日の出を見ました。北に向かって立つと、明け方は右に日光菩薩、左に月光菩薩。夕方になると今度は右に月光菩薩、左に日光菩薩が、あたかも私を看護《みまも》って下さっているかのように感じられました。

太陽も月も星も、日本では感じたことのないような優しさと温かさでした。なぜそう感じるのでしょうか。活動現地の風に感じたのと同じような、地球に生命が誕生する前からあって、今も私の身体に受け継がれているものではないだろうかと思いました。

こうした表現しがたい、大きな力の中に包まれていると、天・地・人の中でも「天」の存在を実感でき、宇宙と一体になっている気がしました。

思い悩んでいた自分がちっぽけな存在であることをを自覚し、悩みは消え、心が洗われ、新たなエネルギーを得た滞在でした。また、活動現地で頑張ることができたのです。

「元気」はつくりだすもの

声を出すことの難しさ

今の私の状態を見て元気がある、と周囲の方々から言われますが、胸腺摘出術後の大きなダメージから今までの経過は、元気を産み出す努力と、この元気を維持するための努力の結果だと思います。

元気を産み出す努力とは、どんなものだったのでしょうか。声を出すことがいかに難しいかを感じたところから始まりました。

術後の痛みは、本当に苦しいものでした。胸骨を切るとは、胸に火箸を入れられているような痛さでした。胸式呼吸をすると、天井につかえて十分に息ができない感覚ですから、パニックにならないように「腹式呼吸、腹式呼吸」と自分に言い聞かせながら、お腹を膨らませて呼吸をしていました。

麻酔から覚めたときに声が出ませんでした。声を出そうとしても、胸が痛くて声が出ないのです。痛いだけではありません。口は動かせても音が出ないのです。かすれた声が少し出ても、一言いうのがやっと。何度「えっ?」「えっ?」と聞かれたことでしょう。声が出るといっても、普通の音になる声とはほど遠いものでした。声が出ても一言だけ言って終わり。言葉を続けて言えないのです。もちろん大きな張りのある声はどこかに行ってしまいました。

当時は痛いことで頭がいっぱいになり、よくわかりませんでしたが、よくよく考えてみれば、声が出る、大きな声が出る、息継ぎができる、単語が言える、言葉として話せる、長く声を出せる、長く話せる。何気なくしている会話ができること自体、いかに素晴らしいか、いかに呼吸筋や声帯、横隔膜や腹筋に助けられているのかを実感しました。加えて手術によって、こうした筋肉がやられていることもわかりました。

これは大変だ、こんな状態で元に戻るだろうか、普通に話せるようになるだろうか。長く話せる状態になるだろうか。何とかしなければ、このままにしていたら、大変なことになると思いました。

腹式呼吸と笑いと歌

身体に気を入れなくてはと思って始めたのが「呼吸法」でした。呼吸法にはいろいろありますが、今の私に合っているのは、腹式呼吸しかないだろうと考え、痛みがあっても、気がつけば腹式呼吸に徹しました。これが功を奏したのかわかりませんが、だんだんと声が出るようになりました。

自宅療養に入ってから、家に一人でいるときはできるだけ大きな声を出すようにしました。この時期にたまたまテレビを見ていて、これはいい、試してみようというのを見つけました。狂言師が出てきて、小笑い、中笑い、大笑いというのを実演していたのです。小笑いは顔で笑う、中笑いは上半身で笑う、大笑いは全身を使って笑うというものでした。これは呼吸法と同じではないかと思い、家の中で「大笑い」を始めました。両手を挙げ、ピョンピョンと飛び跳ねながら、大きな声を出して「わっはっはっ」「ワッハッハッ」と言うのです。もちろん、それは自己流になりますが、根本は同じ、と考えて続けました。

大笑いをしながら思ったのは、気が落ち込むときこそ、やるべきということ。続けることによって、自分でもおかしくなってくるのですから不思議です。

そういえば、学生時代に先生から言われたことを思い出しました。「実習に行く前は、必ず鏡の前に立ち、全身を映して、身支度がきちんと整っているかどうかを見なさい。それからニッコリするのですよ」と。入学する前は大きな鏡なんて見たことありませんでしたから、大学にある全身がスッポリ入る大きな鏡の前に立つことは嬉しいことでした。あっ、あれと同じだなと思ったのです。

大笑いは、気持ちも上向きにすることになり、良い効果を生んだと思います。

たまたま自分で始めたことではありますが、ノーマン・カズンズの「笑いと治療」、笑い学会、顔学会、落語を聞いて免疫が上がることなど、笑いに良い効果があることは、ずっと後になってから知りました。腹式呼吸、大きな声を出す、大笑いでは、面白くありませんから、自然に歌を歌うようになりました。

知っている歌を片っ端から歌いました。それも、声を長く出すのには、ゆっくりな「浜辺の歌」の三番が今の私にピッタリで、よく歌いました。♪　病みし我は　すでに癒えて　浜辺の真砂　愛子《まなご》今は　♪　これも続けることによって、だんだん大きな声、張りのある声、高い声も出るようになっていきました。

こうして、呼吸が身体にとって大事であり、特に「気」を上げるのに役立つことを実感するようになったのです。東洋医学の指導者からよく「気が落ちている。気を胸より上に、頭に集中しなさい。元気になったときのことを考えなさい」と言われました。普通は、気を丹田（臍の下にあると言われるツボ）に集中を、というところを、上へ上へと言われたのです。心して気を上へ集中するように努めながら、大笑いや歌を歌うことに努力を重ねました。こうして活力を回復していったことを思うと、元気を産み出した元は「気の注入だ！」と思います。

元気を維持する努力

では、元気になった身体を維持する努力とは何でしょうか。それは運動が大きいと思います。今の生活で、朝起きたときに「朝だ！　さぁ、今日も元気にやるぞ〜」と思える日はどのくらいあるでしょうか。え〜？　そういう日はないな〜、と考えてしまったり、ないと感じる現実に愕然としたりもします。人間の一生を考えれば、それはごく自然で当然のことに思います。子供の頃や若い頃は、身体や魂に生命が張りほとばしり、外から見てもそのエネルギーを感じることができます。それが「元気」なのでしょう。歳を重ねるうちに、少しずつ少しずつ元気を使い、だんだんと少なくなっていき、今は少なくなった「元気」は、努力をしないと出てこない、「元気はつくりだすもの」へと変化していることにも、気づかされます。

私たちは毎朝五時起きで、近くのフィットネスクラブに二〇分歩いて通い、六時から一時間二〇分程度の運動（歩行と筋力トレーニング）をしています。これは身体が「喜んで」というよりも、理性を働かせて行う「努力や修行」の範疇だと思っています。

このクラブには、モーニング会員制があり早朝六時開始ですから、一日が有効に使えます。八時前には帰宅できますし、昼間に外出予定があっても、行けるわけです。

毎朝、起きる時間になると直志の言う言葉は、「あぁ、寝ていたいな～」です。それでも頑張って行って、汗を流して帰ってくると、「あぁ～気持ちよかった。行ってよかったな～。今日も元気にやれそうだ」に変わっているのです。時には、寝ていたいという欲求が勝って、行かないときもあります。そんなものです。

利用者の状況を見ていると感心することが非常に多くあります。

女性も男性も、ひと汗流して出勤する人が実に多いのです。私の勤務時代には週末に行く程度でした。それを毎朝通うのですから、驚きます。

女性も男性も、年配者八〇～八八歳が毎朝来て、歩行や筋肉トレーニングや水泳をしています。毎朝挨拶を交わす方々は、実に熱心だと思いながら聞くと、「僕も同じようなものだ」「私も自分を奮い立たせて来る。終わってみるときてよかったと思うのよ」という答えが返ってきます。三五年間で八千回以上も通い続けている大先輩から、「長濱さんね～、元気だから来るのじゃないよ、元気になるために来るんだよ。とにかく百回来てごらんよ。習慣になるよ」と言われると、素直に納得します。私たちはまだ習慣にはなれず、気持ちが落ち込み気味なときほど気合を入れなくてはなりません。行けば必ず元気になる、今まで裏切られたことはありません。でも、五百回近くになっても、良いとわかっていても、ときどき甘い誘惑に負けてしまう私たちは、弱い人間です。

年配者の多くはさまざまな病気を抱え、パーキンソン病と診断されて歩行が少し不自由になっても、片麻痺があってもリハビリのためと毎朝通う方々。足が悪くても水中ウォーキングをしたり、二キロメートルも泳ぐ人を見ていると、私もじっとしてはいられません。今は三日も寝込むと、筋力の衰えをすぐに感じるのでなおさらです。

行けば必ず、一日のスタートを気持ちよく切れるのですから、これが健康維持をする源でもあると考えるようになりました。物事を順調に進めるためには規則正しい生活が重要で、運動を日課に組み入れ、継続して努力をする年齢になったと思います。

子供のころ、お母さんが元気だと元気、お母さんが元気ないとシューンとしてしまう、そんな経験があります。子供にとってお母さんの存在はそれだけ大きいわけで、ある程度仕方ないかもしれません。しかし、大きくなってからも、相手が元気なかったら、自分も同じように元気がなくなるようでは困ります。ちょうど、私が入院したときの直志はそうでした。それでは二人共に沈没してしまいます。相手が元気なかったら、自分は元気で相手を助けなければならないと私は思います。

ただ、病気になると、元気な人を見て元気をもらいたいと思いますが、必要以上の元気に出会うと、拒否反応を起こしますから、その兼ね合いが非常に難しいものです。

今は、雨の日や曇りの日は、なんとなく気持ちが落ちてしまいます。そんなときは、赤い服を着たり、鏡を見てにっこりしたり、自分で外見を変えて、鏡に映る自分を見ています。いずれにしても、元気を努力してつくる年齢になっていることは確かです。

心と身体のバランスを図る

バランスのとり方が難しい

WHOの健康の定義では、心と身体のバランスがとれていることも示唆しています。実際私の場合も心と身体のバランスのとり方は難しく、どちらもちょうど良い状態に保つことは難しいものでした。

病気の捉え方が、闘病から共生、共生から感謝へ変わった経過から、心と身体のバランスを考えてみます。「闘病」は、心の中で不満が大きく葛藤が強い状態、身体も動きがとれずに落ちている状態で、心と身体の距離が遠く離れている感じです。あるいはシーソーに乗らない状態ともいえます。こんなときには、意図的に外から気を送り込んで、心を活性化しな

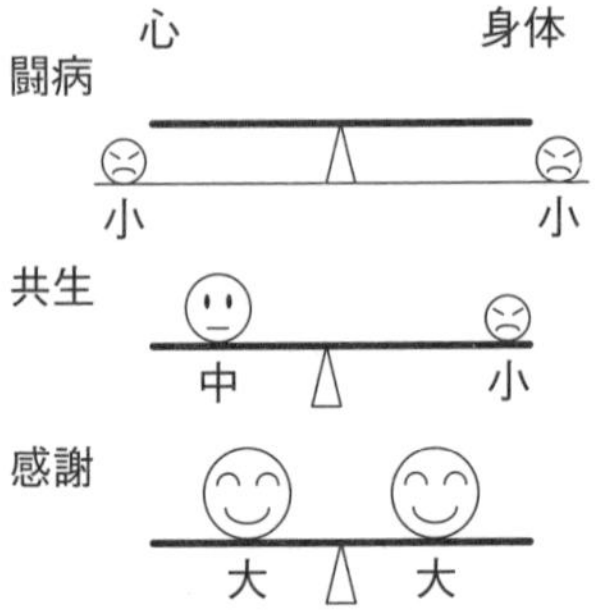

図１　心と身体のバランスのイメージ

ければなりません。身体に気を入れたのは、私の場合は腹式呼吸だったのかもしれません。

「共生」は、シーソーに乗り、バランスがとれるようになった状態でしょうか。しかし、そのバランスは、きれいな状態には程遠いもので、重たい身体を上げるために、心は必死に大きくなり、頑張っていたような気もします。

それがだんだんと身体に活力が戻ってくると、心も身体も同じ大きさに近づき、双方の距離もだんだんと狭まりきれいにバランスがとれるようになったのが「感謝」ではないでしょうか。

このバランスのとり方は、家族が患者をどう見ているかの問題が絡み、とても厄介な問題です。家族に患者が出ると家族全体が病気になる、と言われるように、夫や家族にとっても、バランスのとり方は非常に難しいのです。

それを感じた時期は、自宅療養を始めて二年目、拙著『患者になってみえる看護』が出版された後の頃でした。再び身体がグッタリした状態になってしまったのです。それも急でした。

身体の調子が悪くなると私たちの仲はギスギス

瞼が開けにくいことで、家の中の日常生活にも支障をきたすようになりました。手探りでドアやテーブルを探ったり、急に振り向いたときに顔を壁にぶつけてメガネが変形する。洗面所で顔を洗おうとして下を向くと、位置が悪くて、もろに鼻をぶつけるなど痛い思いを何度もしました。

外出時には必ず右目の瞼を人差し指で開けながら歩く。あるいは、少し開かない時間が長くなると、立ち止まってから瞼を上げる。いつもそんなことをしていられませんから、ちょっと油断すると電信柱に肩やおでこをぶつける、看板に当たるなど、すり傷や瘤が絶えません。信号待ちでも、青になってもスッと出られない。周囲から数歩遅れてしまう。

正確さを要する、お茶を入れるとかご飯をよそうときは、瞼が開くまでじっと待つ。つまり動作が停止するわけです。こういうときは緊張するために、顔はさらにゆがみ、なかなか瞼が開けにくいために、ひどい顔はますますひどくなってしまうのでした。

こんな私に直志は、全身スキだらけで危ない、スリや引ったくりの餌食になる、急に止まると後から歩いてきた人がぶつかって危ない、心配だ、可哀相だと言います。反面、口に出す言葉は、「ドジ子、またぶつけた、また止まった、目が見えないなら耳を使え」と厳しい口調はエスカレートもしたのです。

私の体調が悪くなると直志の機嫌は悪くなりました。こんなに協力しているのに良くならない、先が見えないイライラが募っていたこと、私の元気な状態を知っているだけに、こんなはずではない、身体的な変化の落差を容認できるだけの余裕はまだなく、心にもない口調になっているのは、私にもわかりました。

二人だけの生活で、直志の機嫌が悪くなると私も気分が悪くなりますから、それを避けるためには、家でも外でも怒られないように、とビクビクするようになりました。全身の緊張はさらに強くなったのです。緊張の連続は身体に良いわけはない、と考えた私は、「私のペースでやらせてほしい。ある程度ほっといてほしい」と直志に話しました。ところが、返ってきた返事は「ずいぶんゆっくり歩いて、晴子に合わせているつもりだ。危ないからほうっておけない」と、お互いの気持ちはどこまでも平行線でした。

こうした状態を打破できたのは、時間という薬と、後述する他者からの助言でした。二人で解決できない問題は他者に求め、私もまた直志も変わることができました。

治ったらどうするの?

ちょっと恥ずかしい頑張れた理由

回復への過程で最も必要なのは、「治ったら何をするか」を考えることだと思います。病気が治りたいとは、どういう状態になりたいのかの問題でもあります。

病気になった、手術をして元に戻ったというだけで病後も前と同じ状態になるのであれば、病気になった意味が何もなかったわけです。かなりのダメージを受け、早く治りたいと思う。そのときに「治って何をするか」という問いかけが真剣になされなければなりません。それがなければ、人間は頑張れるものではないでしょう。それはどんな小さなことでも構わないのです。

「どうして、あんなに頑張れたの？」「あんなに頑張れた元は、何なの？」と以前よく聞かれたものです。私自身よく考えてもいなかったので、「さぁ～ね」とあいまいな答えをしていました。そして、あらためて考えるうちに、もしかしたらあの言葉がきっかけだったかもしれない、と思うことを見つけました。

それは、入院中に伝わってきた「長濱さんは、これで終わりだな」という陰口でした。その話を聞いたときは頭がグシャグシャになりました。私に伝える人も人、おせっかい焼きもいるものだと驚きました。

ものすごい悔しさが押し寄せてきて、頭を覆い、自分でも不思議なくらい「ナニクソ。もう一度」という思いがムラムラと心の奥底から湧いてくるのがわかりました。これがものすごい強力なバネになって、頑張ってしまったのではないか、と思ったわけです。高尚な次元の話ではなく、まったくお恥ずかしい話ですが、人間の気持ちなんてそんなものかなと思ったりします。

入院中の私の目標は、フル勤務ができる体力でしたが、簡単に到達できないことがわかると、次に描いたのは元気になったイメージでした。家にいる、普段着を着ている、台所で料理をしている姿です。それもはるか遠くの目標に見えましたが、とりあえず、それに向かって歩き始めました。それを進めるのに、エネルギーとなったのが、あの言葉だったのです。まさに「闘病」の時期には、必要だったのかもしれません。

私自身の使命を見つけること

しかし、だんだんと回復してくると、「元気になったらどうするの？　何をするの？」の問いが真の意味をもってきました。これだけ元気になった身体をどう使うか、という問題です。まさに「この世に生まれてきた私自身の使命は何か」という問いかけでもありました。私にしかできない仕事をすることです。私は、病気になることによって、誰でもない、この私にしかできない仕事、使命に出会えた気がします。それは、中国内モンゴル自治区の沙漠地で、沙漠化防治活動を一人で展開している直志の応援をすることではないか、と思い至ったのです。生きる意味を見出す、それを見つけない限り、本当の元気にはならないだろうし、病気は治らないのではないだろうか、と思ったのです。

考えてみれば、私の場合、自分の使命を見つけるのは、考え込むといった難しい問題ではなく、簡単なことでした。今まで共に歩んできた経過を振り返ってみると、すぐ側にあったのですが、それに気づかなかったのです。このことは、真面目に真剣に生きていれば、いつも道は用意されている、身近な所に目をやりなさい、と教えられた気もするのです。

超高齢社会が進行する今、自分の使命を見つけて真剣に生きている人はどれだけいるでしょうか。定年後にこそ自分本来の生き方をしなければならないはずなのに、やりたいことがわからない、使命がわからないと言う人に多く出会います。現実にはあまり考えず、今まで通りといった感覚で、自分の意思でなく、流されて生きている人も多い気がします。

日本と中国の片田舎を行ったり来たりして感じるのは、先人たちが築いてきた幸せな国、私はこの日本に生きている幸せを有難く思います。医療の進展によって長く生きられる超高齢社会が到来した時代だからこそ、一人ひとりが自分の人生と真剣に向き合い、自分自身の使命に向かって真剣に生きなければならないのです。これに対応する医療側には、今まで以上に人生観や死生観に関する見識を高めることが求められるでしょう。

新しい私を求めて退職を決意

職場復帰にむけての準備

一九九四年秋（退院後七か月半）から始まった清水嘉与子議員事務所への出勤は、週一日二時間から始め、九六年四月には二～三日六時間（午前一〇時～午後四時）まで伸びました。

当時は臓器移植法案作りが始められ、議論の的になっていた時期です。私は療養のために休んでいる期間に、清水議員の今後の活動には、臓器移植法案に関する取り組みもあるだろうと考えて、私なりに脳死と臓器移植の勉強を始めました。まずは、話題の発端となった本『見えない死』（中島みち著、文藝春秋、一九九〇年）を読まなくては、と思いました。しかし実際には、瞼が開かないために読める状態ではありません。大学のクラスメイトの水野幸智代さんが目の見えない方への音訳ボランティアをしているのを思い出し、読みたい本を七冊ほどお願いすると、彼女とそのグループが快く引き受けて下さいました。有難いことに、そのテープを聴いて、本を読んだと同じ知識を得ることができたのです。

私が短時間ながら出勤し仕事を始めるとほぼ同じ時期に、臓器移植法案[註]に看護職の提言を入れようと清水議員は研究会を立ち上げました。臓器移植に関わってきた看護職、救命救急室に勤務している看護職などを次々に呼んで、看護職から見た臓器移植に関わる実情把握、問題点、改善策などのディスカッションを始めました。私は休んでいた分を取り返さなければと思い、特に会議のテープ起こし、議事録の作成、問題点の抽出、提言案作りなどをやらせてほしいと申し出ました。といっても、これは病気になる前の従来業務の一つでしたから、私が行うのは自然なことでした。

註　臓器移植法の正式名称は、「臓器の移植に関する法律」。法案は一九九六年、第一三九回通常国会で審議され、一九九七年四月法律成立、一九九七年一〇月施行された。

これらの作業を、勤務の時間と自宅でも進めました。かなりのレベルまでできたことは、とても嬉しく、それだけできるようになったのですから、何とも言えない喜びで、夢中になって仕事に励みました。しかし、そうした状況は長く続きませんでした。

身体が思うようにならない

夏が近づくと、出勤して帰るとぐったりして動けなくなり、二〜三日寝込む。すぐ次の出勤日になる。十分に身体が回復しないままの出勤ですから、満足に出勤できない日も出てきてしまったのです。残念ながら、しばらく休ませてほしいという状況になってしまいました。

パソコンを打っているとあるとき、脳細胞の限界でしょうか、頭の中が真っ白になって、何も考えられなくなる、というまったく初めての体験もありました。病気になってからは、通常のことでも今までの数倍以上のエネルギーを必要とした気がします。何かを作り上げる最後の段階では、今の私には越えられそうもない高い障壁が目の前に立ちはだかって、私を遮っているようでした。もう少し頑張ればできる、完成の姿は見えているのに、いくらあがいても、最後の踏ん張りがきかないのです。ここまでくる間に、かろうじて残っていた少ないエネルギーを全て使い果たしてしまったようでした。人間の身体とは、そういうものなのでしょう。そんな経験は初めてでした。

たったこれだけの勤務でも満足にできない、特に最後の踏ん張りがきかないことは、実に情けない。大きなショックでした。かなり頑張ってきた結果がこれですから、今の体力と状況を受け入れざるをえません。心身を酷使し過ぎていると、身体が必死に訴えているのではないか、と思いました。

発病後四年、術後三~五年は要観察と言われ、長い病歴の患者を考えると、四年なんてまだまだ序の口と思われるかもしれません。少しずつ仕事もできるようになった回復ぶりは本当に有難いことでした。その間、二回の退職申し出に、その都度、私たちの生活を心配して引き留めてくださった清水議員のご好意は一生忘れるものではありません。

ところが、満足な仕事ができない現実を知り、やはり無理だったと思わざるをえない状況に突き当たったとき、「退職」の二字が突然目の前に現われました。まさか、自分から何度も退職を申し出るとは思っていなかっただけに、自分自身戸惑いを感じました。

私らしくできることを

そして、退職を決心したのは、一九九七年一一月でした。

決める過程では、身体的な問題に加え、心身ともに自分に合った仕事をしたほうがいい、新しい私で、新しい生き方をしたい、という思いが生まれてきました。清水議員の恩に報いるためには、どこにいても、私が私らしい方法で、生き甲斐とやりがいをもって、より良い医療や看護を考え実践していればよいのではないか、と考えるようになったのです。この考えは、それまでに思ってもみないことでした。

体調は低空飛行なりに回復したことは事実です。回復過程に感じた今までに積み上げてきた知識や技術、経験がガラガラと崩れるのを、ただ見ているだけではいけない。再び積み上げ、私なりの看護を築き上げなければならない。それは私なりにするべきことであり、私の役割でもある気がしてきたのです。

私の退職意思を聞いた重症筋無力症友の会の会長は「仕事は絶対に辞めちゃダメよ。あなたは離婚もされないし、仕事も続けられるなんて、幸せですよ。難病になると、離婚されたり、かなりの人が退職せざるをえない状況に追い込まれているのですからね。自分から辞職願を出すなんて信じられない。もったいない。難病では一度辞めたら、もう二度と仕事へは就けませんよ。皆、辞めないように努力しているのに」と懇々と諭されました。

また、周囲からも「もったいない。これだけ回復したのだから、そんなに焦らないでもいいのに」といった好意的な言葉も聞かれました。反面ある人からは、「議員会館は、人が多く出入りするところだよね。そういう所にみにくい顔の人が勤務するのは相手を不快にさせて見苦しいよ。辞めたほうがいいんじゃない」と言われました。そんなことはまるで眼中になかっただけにショックでしたが、いや待てよ、そういう考え方もあるのだ、人間誰もがもっている心の真実だ、社会の常識上、口に出してはいけない、正面切っては言わない内容でもある、と思ったのです。

そんな声を聴きながらも、私自身は「フル勤務ができないのだから仕方ない」と、結構あっさりしたものでした。先の予測がつかなくても、フル勤務は難しくても「自分に合った道は必ず見つかる、なんとかなる」といった、気楽で案外と楽天的でした。六か月の入院後、自己退院した心境にも似ていたかもしれません。

3

私流天地人療法で最初の目標を達成

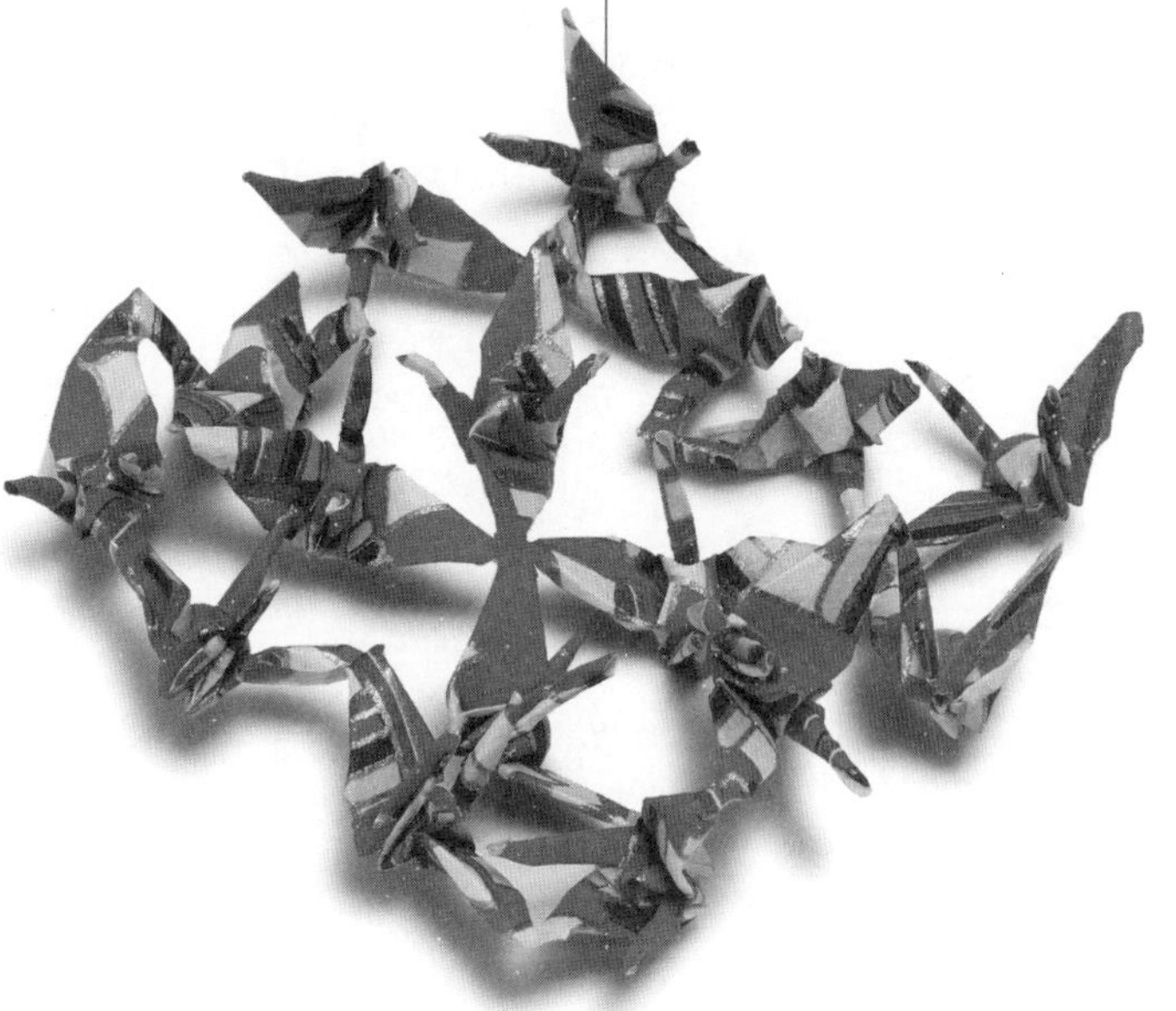

セルフナーシングの回復過程

最近は、病気に感謝の階段を一歩一歩、一段ずつ昇っている感覚です。しかし、感謝の階段はそう簡単に昇りきれるものではありません。きっとあの世まで続いているのでしょう。

自宅療養に入ってからのセルフナーシングの実践は、先に述べたとおり特別なことではなく看護の基本を活かしながら、さまざまな療法を活用して行く現実的なものでした。

私自身の中には「一歩先を歩くナース」と「体力を回復したい患者」の二人がいて、「一歩先を歩くナース」が、「体力を回復したい患者」の私を、ず〜っと引っ張っていってくれました。現在の病状を見極めながら、近い目標をつくって、計画し、実践するサポートをしてくれたのです。

病気に感謝するようになって、さらにこの方法は強められた気がします。心身共にどん底まで落ち込むと、這い上がるのにも援助が必要で、私の身体に合った療法と指導者に巡り会えて得た知識を大いに活用できたことは幸運でした。とにかく良いと思った療法はすぐに実践し、私に合っているようならば続け、合っていないようならやめる。身体と相談しながら、一週間ごとに計画を練り直す。その連続が今の私につながっています。

私の期待するナースは、次の三つに示しています。
○患者より一歩先を歩けるナース
○患者の病状、その時期に応じた目標を作れるナース
○目標に向かってサポートできるナース

『患者になってみえる看護』より

この中で一番難しかったのは、心と体のバランスのとり方と、目標の設定でした。心と身体のどちらが先になるかと言うと、身体の状態で違ってくるようですが、やはり、心が先に定まってから身体が動く気がします。

術後の身体がフニャフニャになっていた頃、腹式呼吸をしようと思う気持ち自体、心が動いているわけですから、心が先なのだと思います。

退職したときの目標を「直志が活動している中国内モンゴルの沙漠地へ行ける体力」にしました。この遠くて大きな目標に向かって、当面の短期目標をつくって地道に日課をこなし続けました。

術後、体力をなくしてから、再び活力を得て、中国に行けるまでには、診断後六年かかりました。

回復への道のりは心と身体の流れがあり、それぞれを一段ずつ少しずつ、それも必死になって昇ってきた気がします。

心の回復は、①闘病、共生から感謝へ。②自強法で自己との対話。③心の垢おとし。④天地人に感謝。⑤あらゆる考え方の垣根がなくなる。

身体の回復は、①基本的な体力の回復：中国医療（鍼・漢方・気功）→快療法（息・食・動・想・環の調和）。②田圃（稲刈りと田植え）からエネルギーを得る→私流天地人療法（杵築で土と親しむ、家庭菜園など）。③断食療法（西式健康法）。

私の場合、心と身体の段階を流れ図にすると、次のようになります。

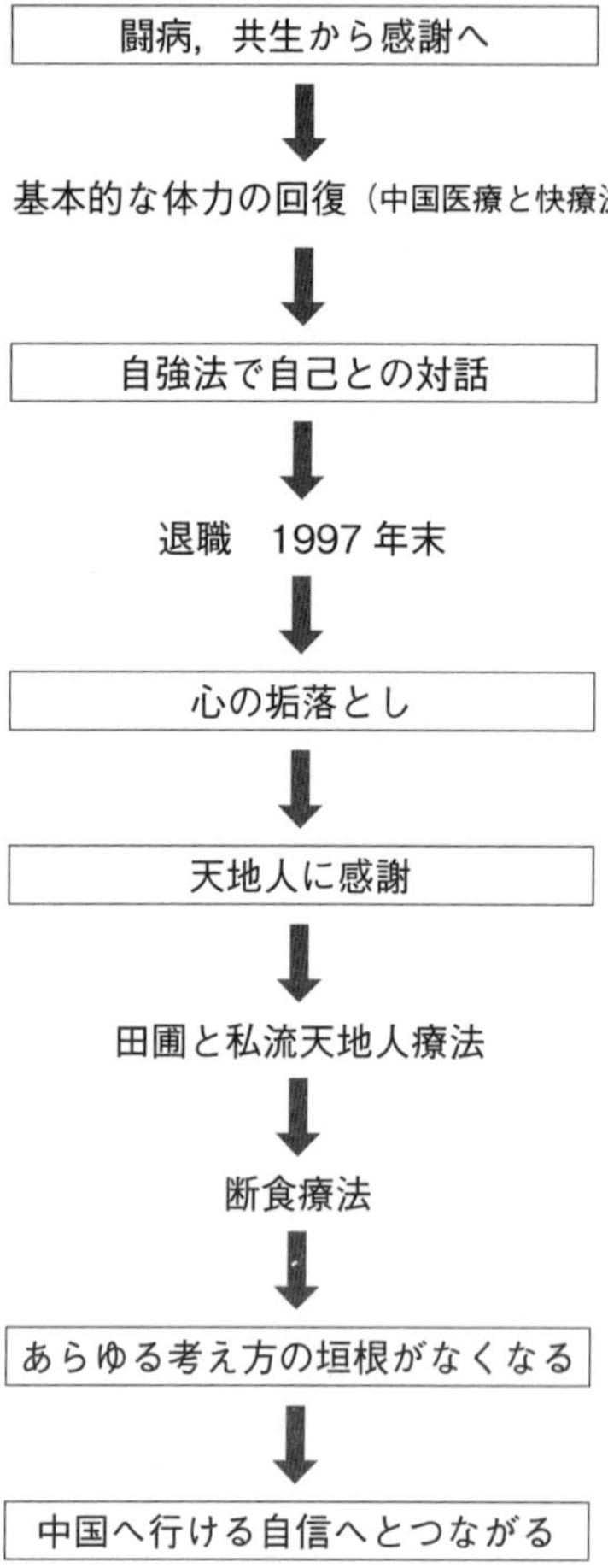

図２　回復への道のり

この流れは初めから予測したり計画したのではなく、今振り返ってみると、こういう流れに整理することで自分自身が納得できるのです。心の変化が、とても大きかったことがわかります。しかも、何も特別なことではなく、「看護の基本を活かした」結果でした。具体的な方法と経過を記します。

心の回復はありのままの私を認めることから

私自身との話し合い

心に突き刺さる真実の言葉

まずは心の回復が重要で、病気の捉え方が闘病⇩共生⇩感謝へと変化しましたが、体調は良くなく、直志との気持ちの擦れ違いとギスギスした毎日でした。それを救ってくれたのは、「自強法」でした。これによって私たちは新しい生活に入ることができました。また、私自身の心に厚く固く張りついていた殻を脱ぎ捨て、心が自由になりました。

自強法との出会いは一九九六年、前述のA氏の紹介で、本部の富山市へ連れて行かれたのがきっかけでした。丸坊主で藍色の作務衣姿の藤城直衛先生（当時五三歳）は、先代の堺政雄先生から受け継いだ二代目でした。

自強法は自分で動いて身体を治す方法ですが、私はビクとも動きませんでした。そんな私を見て、「かなり我慢しているな」と言われ、私はすかさず「はい」と答えていました。今までの人生はかなり我慢してきたのではないか、もっとゆったりしなければと、快療法で気持ち良くゆったりすることの重要性を感じていたはずなのに、再び体調が悪くなったのは無理のしすぎだったのではないか、といった思いが交錯したのでした。

藤城先生はこんなことを言われました。「男性は、社会に出る機会が多く、仕事の上でも自分を押し殺したり、我慢しなければならないことが多い。当然、自分の中にいろいろな殻をつくってしまう。そのような状況だとなかなか身体は動かない。その点女性は素直だから、すぐに動く。しかし、これはあくまでも一般的な傾向である。現在の女性は男性と同じような社会環境にあったり、仕事を続けていくためのストレスは、男性以上かもしれない。結局は、男性とか女性とかではなく、今までどんな生活を送ってきたのか。性格も影響する。貴女は今まで、いろいろなことに我慢強く耐え、自分を押し殺してきたと思われる。素直な気持ちになり、自分を好きになったほうがいい」と。

そして、私自身の弱点や直志のこと、両親との関係など、次々と発せられる言葉の一つひとつが、心の奥底にグサリグサリと突き刺さり、強い衝撃でした。いや〜な重苦しい感じがしましたが、冷静になって考えてみると、事実であることに気がつきました。どれもが、今までに私自身あまり自覚してこなかったり、よく考えてこなかったり、考えるのが嫌で蓋をしてきてしまったり、なんとなく他人から触れられたくない、他人に入り込まれたくない内容ばかりに思えました。そこに私の病気の根源があるのではないか、それを直視しなければ私の病気は治らないのではないか。こうした辛辣な苦言は社会人になってからはありませんから、言ってくれる人は有難く貴重な存在だとも思いました。素直に謙虚に、真摯に聞くことにしました。

自強法の効果はまったく見られなくても、これから自分と向き合う決心がついただけで十分だ、動かなくてもいいと私は思いました。そんな私の気持ちを察するように、「自分で本当に動きたいと思ったら、一人で来なさい。そうすれば必ず動く。殻をもっている人間は、たとえ夫であろうとも、他人が傍にいると動かないよ」と先生は帰り際に言われました。また来るかどうかを決めないまま、私たちは富山を後にしました。

ところが、帰京して言われた一つひとつを思い出すたびに、不安で落ち着かない気分に襲われたのです。そこで、また行きたいとお願いしました。今度は自ら求めていく心境で、帰京後二週間後のことでした。先生は私に会うとすぐ、「今度は求めてきたのだから、すぐ動くよ」と言われました。不思議なことに、実際そのとおりになったのです。

信じられない動き

自強法は、自彊術とは別のものです。発案者は堺政雄氏で、野山を駆けめぐる獣を観察しているうちに、獣は傷を負ったり体調が不良になると身体を地に横たえて、身体を小刻みに震わせている。しばらくして元通りに元気に動き出すことに気がつき、人間も動物なら同じだと思って考案した療法だそうです。起こっている現象を言葉や文章で表現することが難しいために、きちんと書かれた本も資料もないので、私は以下のように理解しています。

人間は意識して行動するだけでなく、無意識にする行動もあります。例えば、人間は眠っているときに無意識に寝がえりを打ったり、頭が痛いときには手が頭にいく、歯が痛ければ手が顎をかばったり、お腹や肩が痛ければ自然にそこを擦っているような行動です。自強法はその無意識に働きかけるのです。

実際の動きは、自分の身体の悪い部位を治そうとするものですから、皆一様ではなく、各人さまざまな動きを見せます。例えば、体位は仰臥位、腹臥位、立位などと千差万別。身体が悪い人ほど動きは激しい。一つひとつの動作は、実に細かく念入りで多様。動きにはそれぞれ意味がある（難聴の人は、本人が知らないのに耳のツボを一生懸命刺激する。ヨガを超える奇妙なポーズを取るなど）。動きは毎回異なり、そのときの体調によって違う。体調が悪いと時間は長く、良くなるとだんだん短くなる。

特に、心が素直にならないと動かない。心のわだかまりが消えると、激しい動きを見せるようになり、元気になる。心と身体が緊密に関係していることがわかるというわけです。

私の動きを説明すると、仰臥位から坐位、立位へと移り、畳の上で大手を振って脚を大きく挙げた足踏みへ。そのうち、一〇畳と八畳二間の壁に沿ってグルグル歩き始め、そのうちに駆け出しました。病後は走ることなどまったくありませんでしたので、本当に驚きました。ところが見ていた直志は動作に付いて行こうとしましたが、すぐに息切れして無理でした。私は汗もかかず、疲れも感じないで、一時間以上も動き続けられたのです。

また、両手で顔面から頭部と頸部にかけての微に入り細に入るマッサージは、どれも今までにやったことのない初めての手法でした。

動かないと思っていた私が、実際に動いたのです。自然に身体が動いてしまったのです。自分で動いているとわかっていながら、自分では何もコントロールしていないのに自然に動いているのです。どうしてこんなことが起こるのだろうか。実に不思議な現象が私の身体に起こりました。

自分の殻を脱ぐ

東京へ戻るときには、私の心と身体が変化していることをはっきりと自覚できました。

瞼はかなり開きやすくなり、まぶしさを感じないで外を歩けました。ということは、歩幅が伸びて、半歩前に出るようになったのです。それまでは、歩くときの目線が足元から一メートルくらい先しか見ていませんから、首が前屈し、背筋が曲がりトボトボ歩く老人のような姿でした。それが広い視野になりましたから、顔はまっすぐ前を見て、背筋はシャンとして歩幅も大きく歩けるようになっていたのです。

行く前に感じた不安感はすっかり消えて、ありのままの自分でいいのだ、という平静な気持ちになっていました。心に沈着していた暗く重いわだかまりが消え、新たな活力が生まれてきて、何となくウキウキした気持ちになっていました。

その後も自宅で自強法を続けるうちに、心に二つの確信が生まれました。

一つは、人間の可能性には限界がないのではないか、ということです。自強法ではなぜ動くのか、なぜあのような動きができるのか、なぜ自強法によって元気になっていくのか、私にはわかりません。すべてのことが大きな宇宙の摂理や神の摂理によるとしたら、人間はどれだけのことを知り、理解しているのだろうか。大半が見える物や実存する物に偏っているのではないか。私が知っているのはほんの少しにしか過ぎない。まだまだ「見える物しか信じない」という傾向が強く、そんな気持ちを察して「おまえはまだ、見えない物は信じないのだな！」とまたも頭をガツンと殴られた思いでした。キリスト教でいう「見ないで信じる者は幸いなり」の言葉が重く心に響きました。すると心を温かく包みこみ、さらに身体全身に広がり、言葉では言い表わせない幸せな気分になったのです。

もう一つは、私にももって生まれた役割がある、それを活かさなければ、ということです。

この思いは、病気になって感じてきた以上に、魂をより強く揺さぶられました。初めは動かないと思っていた私がこんなに動く、特別でもない私も動いた、なぜだろう、なぜだろうと考えました。それは、人それぞれが特別なのだ。人間はこの世にそれなりの役割をもって生まれてきている、私にしかできない仕事をしなくては。毎日を無駄にすることなく大切に生きなくては。もっと真剣に私自身の役割を果たしなさい、と言われた気がしたのです。

こうした自己を見つめる、自己と対話する力を、私は自強法によって刺激されました。私の回復過程にとって自強法は、必要不可欠でしたが、誰にでも積極的に勧められるかというと、なかなか理解してもらえないようなこともあり、難しい問題があることも事実です。

心の垢落とし

心をさらに回復させるには、今までの仕事（仕事内容、地位、給料など）中心の生活や気持ちと決別すること。早く無垢な人間に戻ることが必要と考えました。私自身の体力も気力も以前の自分ではないと自覚しなければ、新しい自分は生まれないだろうし、新しい道は見つからないだろう。ありのままの自分に戻るためには、自宅中心の生活からできるだけ離れることも必要かもしれないと考えました。

これを退職後の出発点にしました。そこで始めたのが、自称「心の垢おとし」です。難病になってから今までのさまざまな行動計画は、元気なときと異なり多くつくらず、まずはできることからやってみる、やってみて難しかったらまた考え直す、という方法でやってきました。今回もそれと同じ方法で取り組むことにしたのです。自宅の整理から始め、次に、私の所属する教会の礼拝堂の掃除を行いました。

毎週金曜日に二〜三人が当番で礼拝堂の掃除をしていて、約一時間を要します。月一回が定例ですが、その当番以外にも、私は毎週一回行くようにして約四か月続けました。

大きな礼拝堂を掃除する度に新たな気づきがありました。これは、単なる礼拝堂の掃除ではなく、神様との対話の時間であり、キリストの身体を洗うことであり、私自身の心の垢落としであり、一つの修行として無心に取り組みました。

これを続けながら、私は自分の気持ちに無理をしないで生きたい、自分の気持ちを大切にしたいと思いました。だからといって自分勝手なことをするのではありません。天、神様と対話しながら真摯に生きていきたいと思ったのです。

私流天地人療法のはじまり

天地人に感謝

この頃になると「天地人に感謝」する気持ちがとても強くなり、それまで言っていた「セルフナーシング」を「私流天地人療法」に変えることにしました。きっかけは、直志が中国の活動現地で受けた、モンゴル式歓迎にえらく感激した、と何度も話すのを聞いたからです。モンゴル衣装に身を固めた女性が、歓迎の歌を歌い、白酒[註]が入った少し大きめの盃を差し出してくれる。盃を左掌に乗せ、最初に神聖な右手の薬指を酒に浸して「天」に向かって弾く。次にまた酒に浸して今度は「土」に向かって弾く。同じようにして最後に「人」に向かって弾く。そしてお酒を飲み干す。「天・地・人に感謝して飲む」というも

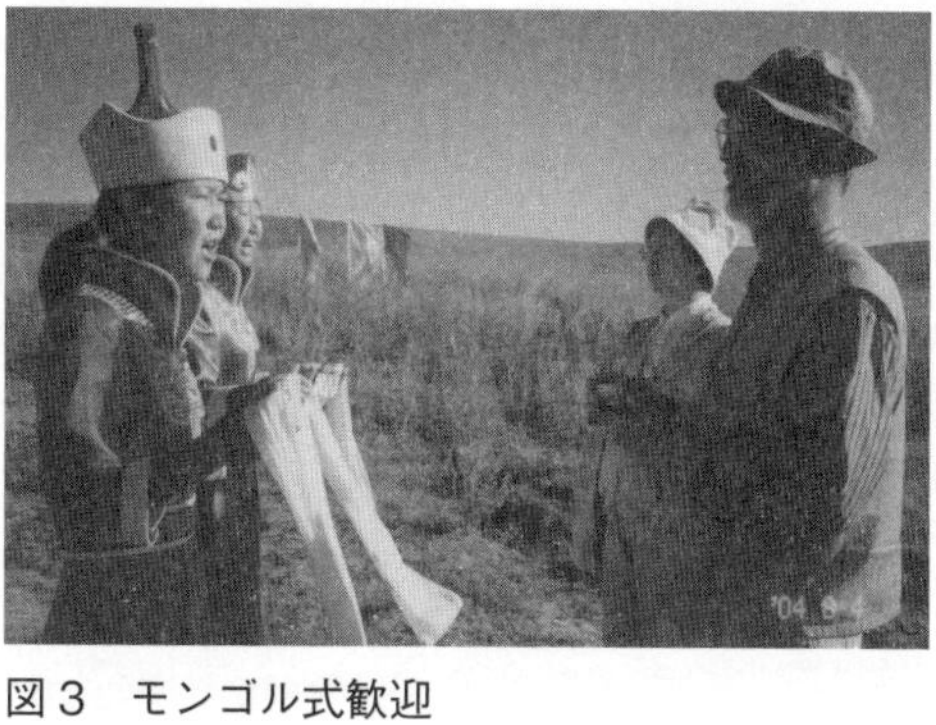

図３　モンゴル式歓迎

のです。

この「天地人に感謝して」は、今の私が実践していることと同じだ、と共感して命名したのです。

「天」は心の問題、天との対話から生まれた気づき、考え方や計画などとしました。

「地」は身体の問題、天と地を連携する環境、土に関連する療法などです。

「人」は私と縁のある人間関係としました。

註　白酒（バイチュウ）：現地で誰もが飲む強い醸造酒。原料はコーリャンやトウモコロシ。

身体の回復は稲刈りから気づく

話は少し逆戻りしますが、自宅療養に入って半年後（一九九四年）の秋に、直志の関係で知り合った方の家（岩手県胆沢郡衣川村）に稲刈りに行ったことがありました。衣川村は、二〇一一年に世界文化遺産となった平泉から近く、「衣川の戦い」で命を絶った義経最期の地として有名で、二〇〇六年に水沢市、江刺市、前沢町、胆沢町と合併して奥州市となりました。

「秋は赤とんぼが見られますか？」「ええ、畑が真っ赤になるくらいですよ」の会話から、「それでは稲刈りに行こう」となったのです。まだ、長く起きていられる状況ではありませんでしたし、長時間太陽に当たることは避けていましたが、「赤とんぼを見たい」という思いが、心を動かしました。

作業は生半可ではありませんでした。早朝から稲刈りを始め、一〇時頃に畦道に腰掛けてお茶、昼食時間は一時間半、再び一五時にお茶、日が沈む一七時半頃に終了。一日中太陽の下で過ごした長い時間でした。

また作業は、コンバインで刈り取る（実はこれは農協へ出すお米）方法ではなく、自宅で食べる分でしたから手作業です。鎌で稲を刈る、あるいは電動式の稲刈り機を使って歩きながら稲を刈る。腰をかがめて刈った稲を一束にまとめてくる。田圃に二・五メートルほどの杭を立て、地面から三〇センチほど上から交互に、稲束をV字型にして放射状に掛け積み上げていく。この一連の作業を、田圃一反の中で効率よく手際よく進めて行くわけです。

でき上がると、鎧をつけた大きな武士が並んでいるように見え、なかなか勇壮な眺めです。衣川ではこれを「ホンニョ」と呼んでいます。全部作り上げて、約一か月天日干しをしてから脱穀です。

私たちはこの「ホンニョ」をいくつも作りました。長靴

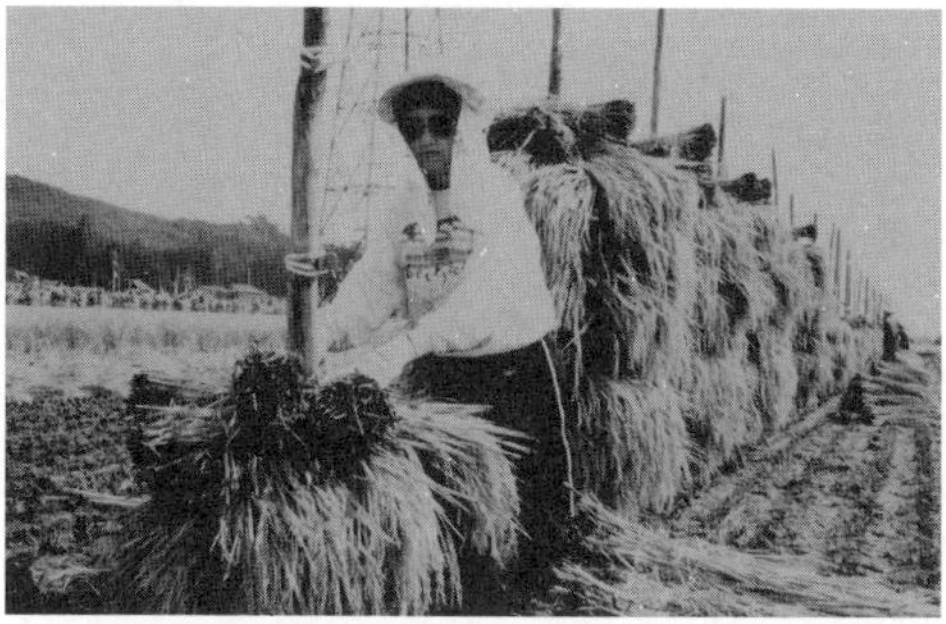

図４　衣川村での稲刈り

を履いて軟らかい田圃の中を歩く（稲の株の上を歩く）のも馴れないと一苦労です。腰をかがめ、大きな稲束を持ち上げ運ぶ、稲を杭の上に乗せる、私にとって今までやったことのない全身運動が一日続いたのです。

ところが、それまでに感じていた首が痛くて横になりたい、疲れたという気持ちにはまったくならなかったのです。信じられませんでした。それどころか、田圃にいると何となく気持ちが良く、首に当たる太陽の温もりがとても心地良く、そのときを境に首の痛さが消えてしまったようにさえ感じました。この体感は、太陽の下の田圃が身体に良い影響を与えてくれるのではないか、と確信しました。

田圃にいるときのあの気持ちの良さは何か、どこからくるのだろう、再確認したいと思い、翌年は、田植えと稲刈りをさせてもらいました。そして、やはり本当だったという確信をさらに深めました。今は仕事があるので、田圃に入るには週末や連休を利用するしかないけれど、続けたら、きっと良くなるのではないだろうかと期待が膨らみました。それには、田舎に身を置くしかないかなと、真剣に考えました。

私流天地人療法で体調が整う

実際に退職後、農家に半年ほど住まわせていただき、お手伝いができないかと、関東周辺を探して問い合わせると、初めは良い返事ですが、話すうちに年齢、女性一人、難病があることがわかると拒否反応が現れ、実現には至りませんでした。ところが、私の話を聞き、私の生き方に関心を寄せて下さっていた、大学の美術部で一年先輩の友人、阿南幸子さん（大分県杵築市在住）が手を差し伸べてくれたのです。彼女から私の話を聞いたご主人が、「特別なことはできないけど、わが家でよかったらどうぞ」と有難い提案をして下さったのでした。「求めれば道は開かれる」の思いを強くし、世の中には嬉しい方がいることに、感謝の気持ちで一杯でした。実に半年もの間、居候させて下さったのです。

一九九八年四月から九月末までの半年を、ご好意に甘えて阿南さんの家で過ごしました。

現存する城下町の中でも、杵築市は美しい自然と調和した町として知られています。国東半島の南端部に位置し、別府湾を望む高台には再建された天守閣があります。既に何回か訪問したことがありましたが、阿南家は大分空港から車で約二〇分という交通も便利で、空港から車を走らせて来ると、左手に別府湾、右手に天守閣が迎えてくれる素晴らしい景色です。また、北台と南台には松平家ゆかりの武家屋敷群が残っており、谷間には今でも古い商家が並んでいます。北台の武家屋敷の途中には「勘定場の坂」と呼ばれる、馬でも昇れるようにゆったりと大きな坂があり、杵築市全体が昔の風情を残しています。

私はこの素晴らしい環境の中で、家庭菜園のお手伝いから始めました。種まきから収穫まで、雑草の草とりの連続でした。家庭菜園は初体験でしたから、どれが雑草かもわからない状況から、だんだんとわかっていきました。それでも草の命を絶つわけですから、心の中で手を合わせながらの作業でした。菜園で手をかけて育つ胡瓜、小松菜、なす、ピーマン、にがうり、おくら、ブロッコリー、大葉などを採り、料理していただくときは、東京では得られない、命をいただく有難さをかみしめながら、本当においしくいただけました。

身体を地面に近づけている方が身体は楽であり、瞼が開けやすくなることを再確認しました。午前と午後、毎日続けて、身体の芯が強められていきました。初めの頃は疲れて午後はぐったりという日がほとんどでしたが、それも日を重ねるうちに、ちょっとの休憩で外に出られるようになりました。

退院後のまだ身体が弱い頃、気の強い桜の木に身体を寄せて気功をしていたことを思い出しました。森林浴のように大きな木々に囲まれたらもっと良いのではないかと考え、阿南さんに話すと、私にぴったりの人を紹介して下さいました。なんと北台にある広い立派な庭のある武家屋敷の一軒でした。主人は九〇歳にも手の届く高齢の女性で広い庭を抱えながらも、草むしりをする人がなくて困っている状況だったのです。

門から入って一番の場所には、何本もの枝ぶりの良い大きな木と、その下には石が添えられていて、私にもここは素敵だ、と思える場所でした。しかし何年も手を入れていないというだけあって、落ち葉が落ちたそのままになっている状態で、ちょっとやそっとでは地面が見えませんでした。折角の庭も一〇センチ近い落ち葉が敷き詰められていて、美しいのにもったいないと思いました。

私は、何重にも重なった落ち葉を掃いてまとめる、運んで山積みになったら燃やす作業を、午前と午後に出掛けて、ただ黙々と作業をして帰る日を続けました。

疲れて床に着いても、なかなか眠れなかったり、眠ってもたくさんの何重もの落ち葉に囲まれて悩まされている夢を何日か続けて見ました。翌朝に門をくぐると、何か重苦しい物が胸を取り巻いているようで、何となく私を迎えてくれているようには思えなかったのです。

これはきっと何か意味がある、私に何を伝えようとしているのだろうか、と考えました。もう死んだ落ち葉と思って、ただ取り除くだけを考えて、黙々と作業をしていたことを反省しました。落ち葉といえども、あの庭に何年も身を置いたのだから離れるのは忍びないだろう、明日から話しかけながら作業をしようと思いました。

翌朝から門を入ると「おはようございます。今日も庭をきれいにするために来ました。よろしくお願いします」と、家のご主人に挨拶するのと同様に、庭全体にも声に出して挨拶をしました。また落ち葉を掃くときも運ぶときも、庭や落ち葉に向かって話しかけました。傍から見れば一人でブツブツ言っている、と見えたかもしれません。

不思議なことにこれを始めると、胸を取り巻く重苦しい物は消えて身体が軽くなりました。木々や庭が嬉しそうにも見えました。夜の夢も見なくなりました。それから朝に門をくぐると「いらっしゃい。待っていたよ。今日もきれいにしてね」と言われている気がしたのです。

毎日少しずつ少しずつ、木の根元と石の周りの落ち葉を取り除く作業は、やはり心の垢落としでした。少しずつ土が見え始めると様子もだんだんと変わっていきました。落ち葉を完全に取り除いてみると、目の前に広がる景色は想像以上の美しさで、別の庭になったようでした。何にも増して庭自身が木格（人間の人格に対して）をもった庭として喜んでいるようにさえ見えました。

大きな木に囲まれ、中心の石に座りながら九〇歳近い女主人は、木の根元が見え、石の大きさも形もしっかり見えるようになった景色を満足そうに眺めて「何年ぶりだろうね。土が見えるなんて」とつぶやきました。この様子を見て、私はやってよかったなと嬉しくなりました。

庭師の真似ごとによって、いくら立派な庭でも庭本来の美しさを保つには手間暇を要する、心を込めて美しさを引き出す、磨き上げることが必要であると、よく理解できました。看護も同じだなと思いました。

杵築の生活は、身体の芯をさらに太く強くし、体調も良くなっていきました。退職して私流天地人療法に専念した生活は、新しい私をつくりつつありました。このまま行けば大丈夫そうだという自信も生まれたので、次の段階「断食療法」に取り組むことにしました。

溢れるエネルギー断食療法

西式健康療法の実戦三七日間

世界では約八億七千万人が、飢餓で苦しんでいる一方、飽食の国日本では肥満が問題です。西洋医学では、断食は修行の一環で、病気の治療といった考えはなかったと思います。近年は以前に比べて断食の話題が出るようになりましたが、それは肥満予防、美容のダイエット、週末だけの「週末断食」、一食抜く軽い「プチ断食」、一日一回食や少食（腹七分目）といった意味合いが強いようです。

私が本断食に取り組んだ一九九八年当時は、断食への認識はごく一部の人といった状況で、私自身の知識も、修行の一環といったものでしかありませんでした。

重症筋無力症友の会でさまざまな情報を得る中で、甲田光雄医師（元甲田医院院長、一九二四～二〇〇八年）が提唱する「総会に出るなら、朝食は食べないで、お腹をすかして行ったほうがよい。そのほうが目が開きますよ」という、大阪支部の変わった記事を見つけました。大阪支部長は「支部でも何人かの方が治療を受けて、良くなられました。しかし、なかなか厳しい治療でもあるので、最近では積極的には紹介してないのですよ」と言って、もとになる本『驚異の超少食療法　新装版』（甲田光雄著、春秋社、二〇〇〇年）を紹介して下さいました。その内容は、今まで学んできた栄養学とはまったく異なるもので、驚きましたが、治療のもとになっている考えが「断食」にあることを知り、元気になったら断食療法に挑戦してみようと思っていたのです。

直志が情報収集してくれて「断食道場が別府にあるよ」と送ってくれた本『超健康法　第四版』（丹後喬介著、東洋書院、二〇〇二年）によって詳細を知りました。私は「断食」本来の目的や方法を読み、理解した上で、治療目的で断食道場の門を叩きました。

一九九八年八月一七日〜九月二二日の三六泊三七日間、大分県別府市にある西式健康法断食道場「健康クラブ」に泊り込みで入りました。ここは、数ある断食の中でも最も厳しい断食と言われる「西式健康法」を実践し、「医学は必ず人間の心に帰着する」と言われた西勝三医師（一八八四〜一九五九年）考案のものです。

断食とは：食事を断つことによって、身体の隅々の細胞を活性化させること。断食の過程では、今まで蓄積された脂肪を使うことによって痩せる。体内の有害老廃物（長年の宿便）も引き出す。これは全身にわたって血液循環を良くし、身体の隅々をきれいにし、全身の細胞を再生する。結果として病気を治すことにもつながる。

食事：一日二回食（午前一〇時半・午後四時半）、食事内容は次の三種類がある。

○準備食：青泥汁[註]・オートミール・梅干し一個（断食に耐えられる身体をつくる）

○本断食：寒天食（腸捻転を予防し、排泄を容易にする）

○回復食：梅湯～重湯の流動食四日、青泥汁と玄米の三分粥・五分粥・七分粥・全粥へ、雑炊三日、普通食へ。毎日少しずつ増量し、慎重に進める。
○その他：水の補給［一日の摂取目標：生水一リットル、柿茶（ＶＣ補給）一リットル］、スイマグ（緩下剤）朝晩服用。どんどん飲んで、どんどん流して腸を洗うというわけです。

私の場合は準備食十日、本断食一三日、回復食一四日、合計三七日間になりました。

註　青泥汁：家庭菜園で作る八～九種類の野菜を採ってきて、新鮮なうちに機械で擦りおろした物。

日課：六時起床、二一時就寝、頸椎と脊柱の矯正、血液とリンパの循環をはかり、心身の調整を促進する方法が取り入れられている。①平らな板の上に硬枕で寝る。②皮膚を鍛える裸体操（約三〇分）朝昼夕。③温冷浴（水風呂一分から入り、温泉一分を五～六回繰り返し、水風呂から出る）午前、午後。④整体調心療法（六種類の健康器具を使って約一時間）午前、午後。

この中で温冷浴の水風呂は、初めはびっくりしましたが、続けるうちに気持ちよくなり、今でも水風呂があれば好んで入るほどです。

楽に乗り越えられた本断食

断食道場にいる三七日間は、術後のフニャフニャ感とは違う心と身体が分離したような不思議な感覚でした。胃腸の中を大量の水がどんどん流れ、身体が洗われて、きれいになっていくさまを見ているようでした。

準備食のときから口から入るのは、青泥汁、オートミール、水、柿茶にスイマグですから、便は緑の水様便、青汁が出ているようなもの。これがず～っと続くわけです。何も食べていない本断食一週間というのに黄土色の泥状便が出たり。八日目からは茶褐色の水様便が何日も出たり。黒い便も少量ですが数回出ました。いわゆる宿便というものです。何も食べていなくてもです。

準備食八日目頃から食欲は完全に消えました。準備食をしっかり摂ることによって本断食を容易にする。つまり、準備食でゆっくりと時間をかけて胃を小さくし、胃酸が出るのを抑え、本断食ができる身体にするわけです。だから「お腹が空いて苦しいだろう」といった心配は一切無用、本断食中は食欲を感じないで過ごせるのです。

反面、口の中や舌は敏感になり、それまで飲めていた柿茶や水までも飲み難くなったりします。これは死ぬ前の状況に似ているのでは、と思いました。

それでも本断食が一週間を過ぎる頃から、階段を昇るのが休み休みになったり、信号待ちは傍にある物につかまったり、散歩して帰るとしばらくハーハーする状態になりました。

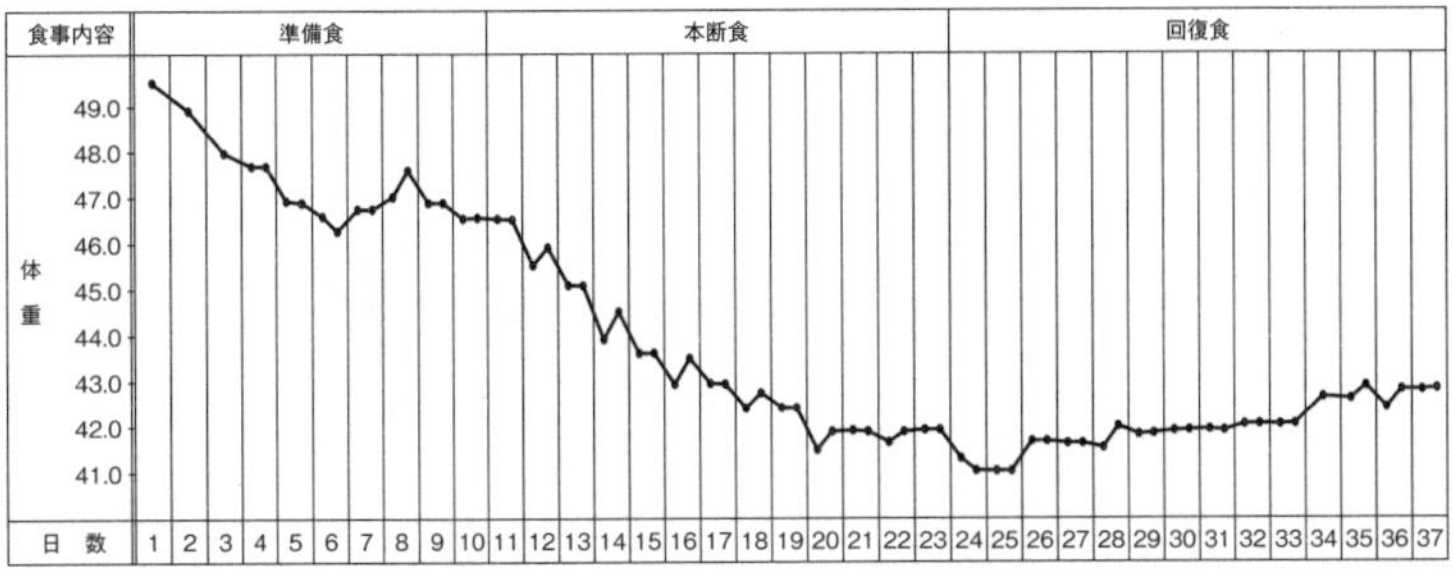

図5　断食による体重の変化

一三日目ともなると、血圧が下がったり、立ちくらみがしたり、散歩に行く気がしなかったり、そんなときは無理をせず横になっていました。

それだけ時間をかけてきれいになった胃や腸の消化吸収力は大したもので、三分粥でも一時間の散歩は平気、このエネルギーはどこからくるのだろうかと思うほどで、まるで自分の身体ではないみたいでした。

神が人間に与えた力

私がかなり楽に本断食を乗り超えられた要因は二つあると思います。

一つは、断食道場に入る前の、心と身体の準備が万全だったこと。二つは、本断食中でもできるだけ動くように心がけていたことです。断食を受け入れられる身体になっていたのです。

断食が見直されてきたとはいえ、近代医療から見るとまだまだ明らかに逆行しているように見られています。体重は五〇キログラムから本断食中の最低体重四一キログラムまで落ち、四三キログラムの身体になって阿南家に戻りました。

でも私が病気の治療目的の「断食」を実践してみて実感したのは「断食こそ、人間が本来持っている自ら治す力（自己治癒力）を取り戻してくれるもの」でした。断食により、神様が人間に身体を治す力を備えて下さっていた、と思わざるを得ません。慎重に、謙虚に断食と立ち向かい実践する者に必ず明るい光と希望が待っていると思いました。

これで、直志の活動現地（中国内モンゴル自治区）に行けそうな自信ができました。「よし、来年（一九九九年）春には行こう」と決心しました。退職後に掲げた目標をいよいよ達成できる時期が近づきました。

この断食道場には、その後と合わせて三回行きました。

①一九九八年八月一七日～九月二二日(本断食一三日)。②二〇〇〇年四月七日～二七日(本断食七日)。③二〇〇一年六月二五日～七月二五日（本断食一二日)。

毎回同じように体調良くできる、良い効果が出るという訳でもありませんでした。かなり苦しいときもあり、やはり毎日の身体づくりによって出る効果も違ってくるのだということを思い知らされました。断食は、やはり生易しいものではありません。危険と裏腹に身を置くわけですから、熟知した管理者のもとで、規則正しく行うもので、簡単にお勧めできるものでもないのです。

これまでは天地人の天と地について書いてきましたが、「人」は最も難しく、重要な課題です。調和をはかるということは、人が肝心で、その方を大事にすることだと思います。それには看護が必要です。この段階では、まだ「気づいた」という程度ですが、その気づきをきっかけに考え方を育て、具体的な表現にまでなったのが、後述する「日常生活へ活かしてこそ看護は生きる」です。

あらゆる考え方の垣根がなくなる

病気の捉え方が「闘病⇩共生⇩感謝」へと変わったように、モンゴル式歓迎で「天地人に感謝」を知り、もう一つの心の大きな変化がありました。今度は生き方として「あらゆる考え方の垣根がなくなる」というものでした。この考え方に立つと、自由な発想ができるようになり、心が解放されたような気持ちになります。何よりも、考えることが今まで以上に楽しくなったのです。

私にとって、考え方の垣根とは、社会の規範や常識、お金や時間にとらわれたり、看護師だから看護をするといった狭い考えにこだわる、といったことも含まれます。以前の私は、はっきり自覚していなくても、このようなたくさんの垣根を自分自身の周囲につくり、自分自身で規制している状態だった気がします。この垣根越しに見る風景は、はっきりとは見え

ありのままの私

私の心には厚い壁がある
固い殻がある
社会常識　お金　職業　地位
きれいな服を着たい
おいしい料理が食べたい
大きな家に住みたい
こんな欲求が厚い壁となって固い殻になる
私の心を取り巻いている欲求が叶えられても
あの世に持って行けないじゃないの
天に感謝し　土に生かされ
人様のおかげで生きていられる
天地人に感謝
これならあの世に持って行けるでしょう
厚い壁も　固い殻も壊れてなくなると
ありのままの私がいる
今の私でいいじゃないの
あらゆる考えの枠が外れると
何と自由で　幸せなのだろう
こんな気持ちで　残された命を生きたい

ませんが、垣根に近づくと、実によく見えます。これに似た現象でしょうか。垣根に近づくためには、垣根を乗り越えて行こうと勇気をもって、一歩前に踏み出す決意と実行力がなければなりません。私は手探りながら実行してきた結果、「あらゆる考え方の垣根がなくなった」心の境地が得られました。これからはこの考えを基に身体の回復を本格的にしようと決心しました。

必要なものは天が与えてくれる

一方、お金についての考え方も以前にも増して無頓着になったようでした。

母からは何度も「あなたたちは収入なしで、どうやって生活しているの？　中国の内モンゴルへも行くし、一体どうなっちゃってるの？　何を食べてるの？　まさか霞でもあるまいし。でも、苦しそうに見えないから安心はしているけど。よく生活できているね」と言われました。身近に見ている母がそう言うのですから、傍からはそう見られていたのでしょう。

私が長期入院した当時、直志は、「これからどうなるのだろうか」と心配や不安があったそうです。日本沙漠学会の事務局長といってもボランティアで、収入なし。しばらくして五万円の月給をもらえるようになったのはとても有難かった。六〇歳になるまでは、年金なしの生活。中国の沙漠地での事業を始めても、当初は実績がまったくないので助成を受けられる資格がなかった。助成金が下りて事業が進展できるようになっても、対象は旅費を含む事業費だけで、食費などの生活費は自前、もちろん給料はなし。

退院後に始めた民間療法は保険が効かないし、覚悟はしていたもののかなりのお金がかかる。退職時に生命保険や医療保険は解約し、生活費に充てている。私が入院したことで、また働かなくてはいけないかなど。考えれば考えるほど、不安材料はきりがありません。心配や不安があるのは当然のことだったと思います。

当の私は入院前と変わらず、また元気になるから大丈夫、今は苦しくても、直志の夢を追う事業は最優先と思っていました。

私は宝石や高価な洋服や靴には興味ありませんし、特別な贅沢はしないタイプです。でも、必要なところにはしっかりお金をかける、という考えです。それができたのは、共働きだったこと、死産・早産・流産で残念でしたが、子供がいないことも大きいと思います。また、当時は二人とも忙しくてお金を使う時間がなかったために、それなりの貯金ができたことも事実です。加えて、長期療養しても、清水議員が事務所在籍のままで様子を見て下さったことも有難いことでした。

だからこそ、仕事に早く復帰しなくては、という気持ちが先走った感じもあります。また、退院後一年くらいは、回復するためにかなりお金がかかっても仕方ない、お金をかける時期だとも思っていました。

「あなたを見ていると、何をするにもお金のことは頭にないように見える。お金がどこからか降ってくるように思っているのではないの？　お金のことを考えないから、自由な発想ができるのかもしれない。お金のことを考えなくてすむのは羨ましい」と、周囲からはこんなことも言われました。

体力を回復する経過では、お金には代えられない、数え切れないほどの多くの方々のご好意を受け、それに甘えてここまで生きてこられた、と思うと、「感謝」の一言に尽きます。お金は大事だけれど、お金よりもっと大事なものがある、それをもっと大事にしたい、と強く思うのです。

この世に私の役割があるうちは、天とか神様が必要なものはすべて必ず与えてくれる、と信じるからです。役割がなくなれば、与えられなくなるでしょうし、死んで逝くのでしょう。それは絶対的な確信にもなってきました。

目標達成！　診断六年後にやっと行けた外国

遠い中国内モンゴルの沙漠地

一九九八年九月、断食療法のおかげで中国へ行けそうな自信がついてくると、直志の話は飛躍して、当然私が応援してくれるものといった雰囲気になってきました。その都度私は「そんなことまだ決まっていないわよ。まずは行ってみることが大事。次に何を感じるかでしょう」とストップをかけていました。私の身体を回復させることが第一で、それに一生懸命邁進していれば、おのずと道は開ける、といった自信はありました。今までもこの考えで生きてきたのですから、今度もきっとうまくいくはずと思い、先行きへの不安は感じませんでした。

直志が一九九五年から進めてきたこの四年間の活動は、写真と話でいろいろと教えてくれましたから、関係している人の顔も名前も覚えてしまいました。今までの経緯、今何が問題か、何を考えているか、毎回の行く目的と、帰国後に何が達成できて、何ができなかったかなど、頭にどんどん知識が積み込まれていきました。

直志は毎回行く前は「また臭くて、汚い所か」と苦虫を嚙みつぶしていました。それに対して私は、「そんなに嫌なら、行くのをやめたらいいじゃない」と言って、毎回送り出すありさまでした。

それが帰国すると「今回は一二〇点だ」と言って、ニコニコ顔で新しい話をしてくれるのでした。そんな様子を見ながら「あぁよかったな〜。活動現地には、臭い汚いを打ち消してしまう何かがあるのだなぁ」と考えていました。

一九九九年五月は、瞼も開いていて、体調も非常に良い時期でした。直志が先に行って準備を進め、一か月後に私一人で北京まで行き、現地から迎えに来てくれた直志と秘書と落ち合ったのです。当時は、成田から北京経由で、内モンゴル自治区の通遼市まで夜行列車で一二時間も乗らなければなりません。さらに車で舗装が十分されていない細い道をクネクネと五〜六時間の行程でした。自宅を朝早く出ても、着くのは翌日の夕方という状況でしたから、かなりの体力が必要でした。しかし、退院時の二時間起きているのがやっと、といった状態を考えると夢のようでした。個人旅行の気楽さと身軽さで、気分的に楽でした。

直志からの話でかなり覚悟はして行ったものの、北京駅の無秩序に動く雑踏や、夜行寝台列車の洗面所の汚さ、トイレ、シーツの汚さと臭さは予想以上で、閉口することは多々ありました。

夜行列車は、北京を午後八時半頃に出発し、翌朝の八時半頃に通遼市に到着します。出発時は既に暗くなっていますから、どんな所を走っているのかまったく見えません。外は真っ

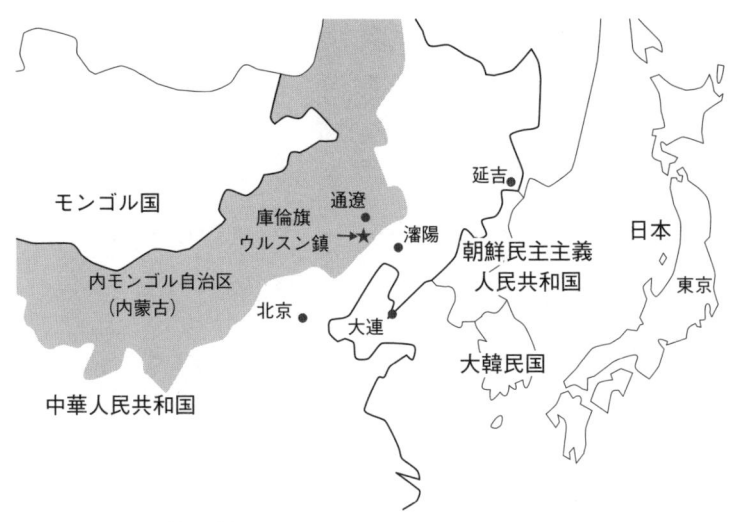

図６　ウルスン鎮の位置

暗で、光がありません。所々停車する駅の周囲は、みすぼらしい建物でした。明け方四時半頃に窓の外を見ると、荒涼とした風景が何時間も続き身震いするほどでした。たいへんな国だなあと思いました。そんな大地でも、朝焼けの美しさと、大きな太陽の昇る日の出は見事なものでした。

通遼市から車で五時間の行程は、ほとんどガタガタ道ですから、しっかりと足を踏ん張り、手摺につかまっていなければなりません。油断して話したりすると舌を噛みそうなので、無言でギュッと口を結び歯を食いしばっていないと危ない状況でした。たいへんな田舎へ行くのだなぁ、直志は「こんな道をよく何回も来たものだ」と感心してしまいました。

貧しい沙漠地

やっと到着した活動現地は沙漠地で、国家級貧困地区に指定されている地区と聞いていたとおり、中心街といっても簡易舗装の道が一キロほど、走っている車は私たちが乗ってきた車と、政府幹部が乗っているオフロード車だけ。馬に乗っている人、ロバ車がゆっくりと走っていたり、豚がウロウロし、アヒルが水たまりを歩いている風景でした。そこは今までに見たこともない貧しさを感じる所でした。北京の華やかさとは、正反対にある光景でした。

日本バイオビレッジ協会[註]の現地事務所兼住まいは、地元政府庁舎内の招待所（農牧民用の簡易宿泊所）内の一室を借りていました。三×六メートルの狭い部屋の中に、机と椅子、本棚、テーブルにソファ、ベッド二台（一台は私のために追加された）、湯を入れた魔法瓶、水の入ったバケツと排水バケツ、洗面器一つが生活空間です。

毎朝、魔法瓶に湯を入れてくれ、顔や頭を洗ったり、身体を拭いたり。きれいな水は井戸から汲み上げてバケツで運びます。現代を感じさせる物は、電話、ファックスとノートパソコンでしたが、どれも現地では珍しい存在で、個人用のパソコンは初めてということでした。

外を歩くと、かなり強い風が吹いています。風は砂丘も動かすほどで、直志が定点観察していた場所も砂丘が家に迫ってきたり、電信柱を埋めたりしているのです。この流動砂丘を止めることが重要であると聞きました。風には家畜の臭いがあり、牛や馬の糞、あるいは回虫の卵も運び、私の衣服や身体全身に触れ、町中に飛び交って、話す口からも入り込んできます。

外にある政府の職員用トイレ小屋は穴を掘っただけのもので、ドアがなく壁は風通しのために何か所も空いている。コンクリート床に腰の高さほどの簡単な仕切りがあり三、四人が並んで用を足せますが、汲み取り口が開いているため、そこから吹き上げる風に思わずグッと口をつぐみ、不潔区域に不潔な私自身がいる感覚でした。本当にたいへんな所だなぁと思いながら、寝袋に入り込んで早々に寝ました。

食事は毎回外食になりますが、初めはおいしいおいしいと食べられても、油が多くしょっぱいために、すぐに顔と手がむくんでしまいました。一週間も食べ続けると、食欲はなくなり、食べられなくなりました。そこでご飯と卵だけをもらってゆで玉子を作り、日本から持ってきた梅干しとインスタント味噌汁で何とか乗り越え、やっと一週間後にむくみがとれる状況でした。

こんな生活に直志は、「ここの汚さと不便さに慣れるのに、僕は三週間くらいかかったのに、晴子は三日で慣れてしまうのだからスゴイよ」と言ってくれました。でも、なんといっても直志の生活の立ち上げの苦労やたいへんさと比べたら、準備ができてから行った私は本当に楽なものだと思いました。

註　日本バイオビレッジ協会：日本の民間の任意団体、国際環境NGO。一九九八年、「バイオビレッジ建設構想」を沙漠化した地域に実現することを目的に設立された。会長は長濱直（本文中では直志）、事務局長は長濱晴子。

4

低空飛行なりの挑戦で見つけた新たな使命

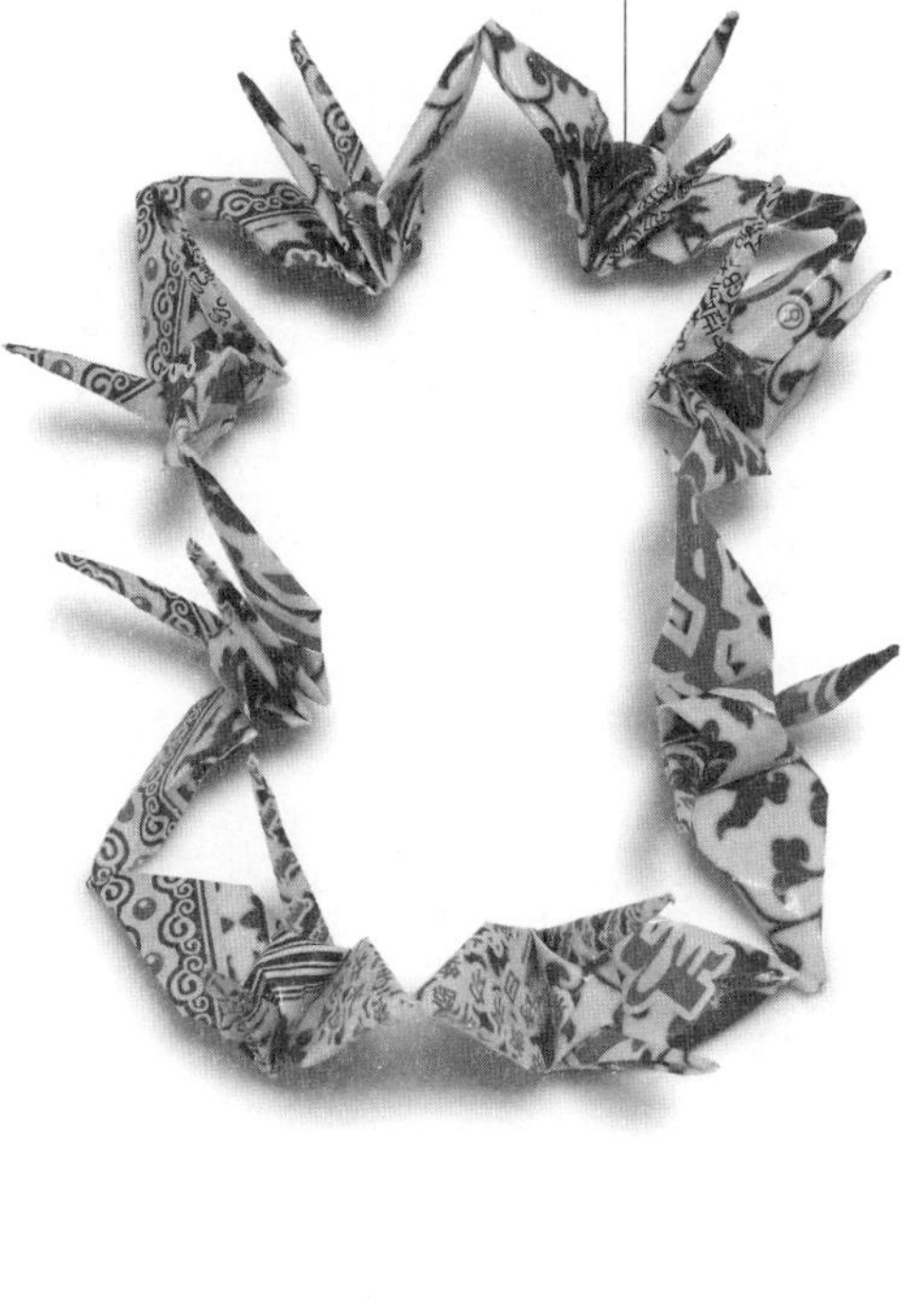

まずは夫のライフワークの活動を支えることから

不自由な生活でも、直志を晴れやかな顔にする源は、無条件に包んでくれる自然の美しさと現地の人々の笑顔であることを納得しました。

直志の仕事を支えてくれている、通遼市《トンリャオ》、庫倫旗《クリンキ》、額勒順鎮《ウルスンチン》[註1]のそれぞれの政府関係者、専門家、農牧民などの人々、それらの間を取りもつ秘書兼通訳の存在は、本当に心強いものでした。

直志が初めて現地を訪問した時期は未開放区で、移動するときは必ず武装した公安（警察）が付き添ったそうです。また、直志は現地に宿泊する初めての外国人であり、まして農牧民にとっては初めて見る外国人だったのです。短時間によく、こんなに大勢の人々と近しくなれたものと感心しました。皆、本当に快く迎えてくれていることがよくわかりました。

私自身も実際に、天地人に感謝して杯を飲み干すモンゴル式歓迎を受けてみると、直志の言う「こうした習慣をもち続けている人々と、一緒に仕事をしたい」という考えに納得できました。現地の人々の表情と関係を実際に見て感じたことによって、私の心も少しずつ変化していきました。

私は体調が良いとはいえ、普通の人から見れば明らかに低空飛行です。瞼が開け難い時期や、顔がゆがむ時期があったり、まぶしくてサングラスをかけて、杖を突いたり、ぐったりして寝込んだり。体調不良の中で活動しているといったほうがよいかもしれません。

こんな状況に対して、日本では電車に乗ると、頭のてっぺんからつま先まで何度もジロジロ見られたり、歩いていても振り向かれたり変な目で見られたりでしたが、現地ではそんなことはまったくありませんでした。それでいて、かわいそうな人といった目もなく、それが自然な社会だと思っているようでした。世の中にはいろいろな人間が生活している、それが自然に助けてくれたり、応援してくれたり、とても心地よい対応でした。日本での外出時には、何となく全身が緊張している感じがありましたが、不思議なことに現地では緊張することはなかったのです。こうした私自身を見る周囲の目の優しさを知ったとき、私も現地が好きになっていました。

直志が進めようとしているバイオビレッジ建設構想[註2]は、大事なことと私も賛同し今まで応援してきたつもりです。しかし、まだ始まったばかりで、先はとてもとても遠い道です。到底一人ではできない道程です。誰か近くで応援する人が必要であることは、行ってみてすぐ理解できました。

今まで気象、土壌、水質、住宅などの調査研究をお願いした方は、いずれも仕事をもった方で、直志の応援のために時間やお金をかけてくださいました。そのうえ、一緒に考えたり話し合ったりを期待するのは無理な話です。周囲を見渡すと、そんなことができる人は誰一人としていないのです。

十分とはいえないまでも、それに近いことをして応援できるのは、私しかいないだろうな、と思いました。さしあたって、何ができるかはわかりませんが、近くにいて支えること、今以上に真剣に話を聞くことならできるでしょう。無理をせずに、少しずつ見渡しながら行けば、私にもきっと何かが見えてくるだろうとも考えました。

まずは、現地で長期滞在している直志を日本で支えることから始めよう、と決心した初訪問でした。

翌年（二〇〇〇年）からは、日本バイオビレッジ協会の事務局長（ボランティア）になることを決めました。協会といっても、実際に活動するのは会長の直志と私だけで、地元の秘書兼通訳を通しての活動です。何か相談したいと思っても近隣には日本人はいないので、一人から二人になったことは心強いと、直志は喜びました。まずは一緒の行動と活動を目指し、二〇〇〇年から半年（四～一〇月）の長期滞在をすることになったのです。

註1　通遼市、庫倫旗、額勒順鎮：中国の行政区分は省（自治区）→市→旗→鎮となり、鎮は末端の行政区分。日本の感覚では「村」。

註2　バイオビレッジ建設構想：長濱直が一九八四年に発案した構想、沙漠化が進行している地域を対象に、その土地の自然生態系と調和をはかりながら、地域の特性を活かし、持

続可能で自立した生命豊かな村落社会の建設を目指す地域総合計画。

中国の沙漠地での活動内容

中国内モンゴルの沙漠地での活動内容を、簡単に説明します。

これは、直志が「第二の人生を沙漠化防治に賭けよう」と決心し、二六年勤めたＩＨＩ（石川島播磨重工業）を一九九二年に五〇歳で自主退職して始めたボランティア活動です。一九九五年からウルスン鎮へ行き始め、九六年に地元政府から沙漠地（五百ヘクタール）を無償で二〇二〇年まで借り受けてスタートしました。その後の一八年にわたる活動は、大きく分けて植林、貧困対策、環境教育の三つの時期に分けられ、まずは三年間（一九九六〜一九九八年）で五〇万本の植林を行いました。私が行ったのは植林が終了し、その翌年から貧困対策に手をつけた頃からです。

沙漠化の原因は貧困にあるという考えから活動を始めましたが、民間の外国人が一人でできることには限度があります。それよりも人々の意識を変えること、そのために一番肝心なのは環境教育であることに気がつき、沙漠化防治と貧困対策の両方を解決する策を考え出しました。それが、二〇〇〇年一〇月に設立した「日中環境教育実践普及センター」（以後、センター）です。ウルスン鎮内の当初から支援していたウルスン中学校[註]を本部にして活動拠点に、農牧民家二軒を支部（後に六支部に）としました。私はセンターの発足から、それに続く多岐にわたる活動を応援し、直志と共に歩んできました。

センター活動の主な内容は次の通りです。

*見学者の受け入れ：遠方からも多く来訪する見学者に説明とＰＲ
*優良農牧民を訪問する見学会：模範的な仕事をしている農牧民から直接学ぶ
*畜牧・獣医教室の開催：獣医不足の解消を目指し、貧しい農村の若者に資格を取らせる
*農村基礎科学技術教室の創設：進学せず、卒後農村に戻る生徒を対象に農業林業畜産業・機械操作・家電修理などを教える
*ウルスン中学校への給水塔の建設：汲み上げ式の井戸を高架水槽からの給水に
*手洗い飲水施設（蛇口五〇個）を設置：ＳＡＲＳ対策としての衛生改善
*教師の研修費制度の創設：教師の資格・教養・感性・知識などを高めるための諸研修への参加費（研修費、旅費）を支援
*活動報告会の開催：農牧民に活動状況を報告し、仕事の質の向上をはかる

＊クリン第一高校を国家級緑色学校認定とするための指導要請を受けて指導
＊環境教育の展示会を開催

註　ウルスン中学校：ウルスン鎮内の最高学府、生徒数約五百名、教師約八〇名。

項目をみると、大した内容ではないと思われるかもしれませんが、日本で実施するのに比べると、一つひとつにかける労力は格段に大きいものがあります。これは、なんとか期待どおりにできた項目だけで、精力的にかかわったものの、うまくいかず途中で諦めた内容も含めると、もっと多くなります。うまくいかなくても途中まで努力した経過は同じですから、思い出すと胸が詰まります。

本書は現地での活動内容の紹介が主ではありませんから、詳細は省略しますが、見方によっては、普通の民間人の私たち二人のNGOでも、これだけのことができるとも言えるでしょう。

上司であった清水議員は、私の体調を気づかって、実際に現地を訪問（二〇〇二年四月二七日～五月一日、四泊五日）し、現地活動を視察して下さいました。私が意欲的に活動している状況を納得され、どんなにか安心されたことでしょう。

看護も沙漠化防治も同じこと

あらゆる考え方の垣根がなくなった、と前に書きましたが、現実に展開している状況や状態の中にどっぷりつかって、何を感じるか、無心になることに努めました。目の前に沙漠化防治を何とかしようとしている直志がいる、どうしたら応援できるかを考えます。すると、あれをしたらどうか、これはどうだろうかといったアイデアが次々と出てきました。不思議なことに、アイデアがなくなって困ることはないのです。

これは、もしかしたら、私の新しい道かもしれない、すでに新しい道を歩いているのかもしれない、と思いました。取りあえずできるところから、直志の近くにいて支えることから始めたことが、こんなになるとは私自身思いも及びませんでした。よくよく考えてみると、直志が沙漠化防治を考え始めた頃から応援してきたのですから、残された能力を使ってくれる人は直志であり、場所は中国の沙漠地でした。あらためて考えることなく、一番近くで、最も自然に新しい道へ進むことができました。

中国が指定する貧困地区で、しかも医療が整っていない沙漠地へ毎年（二〇〇〇〜二〇〇五年）、それも半年にわたり長期滞在することにより、難病と診断された後に培ってきたバラバラな体験と考えがある方向に集約され、熟成されるのに大いに役立ったように思います。

中国内モンゴルへ行き始め、どんなところであるか、何をしているかを恩師である高橋シュン先生に話したことがあります。私の話を何度も頷きながら、「へ～」とか「そうなの」「私もそんな所へ行ってみたいわ」と相槌を打ちながら熱心に聞かれ、最後にこんなことをおっしゃったのです。「あなたたち、二人で同じようなことをしているのね。だって、沙漠化防治は地球を癒すことでしょ。看護は人を癒すことでしょ。同じじゃないですか」とサラリと言われたのです。私は、「そうだ！　看護も沙漠化防治も同じだ！」と、目の前がパッと開けた気がしました。今までに何となく感じ始めていたことを、実に的確な言葉で表現して下さったのでした。

そうした広い視野に立つと、対象が「人」から「沙漠化した場所」に変わっただけで、目標に向かう方法はこれまでとまったく同じなのです。いろいろと考え実践していると、何気なく出たアイデアだったり、方法であっても、その根底には看護の視点で見て考えていることに気づきました。私と直志とでは、考え方や進め方が違うことに気づき、話し合いによって、その違いはより一層はっきりしてきたのです。

私は看護の考え方で、「患者が今抱えている問題は何か、どうしたらよいか、長期目標や短期目標など、具体的な計画を立てて実行し、うまくいかなければすぐに修正する。常に患者より一歩先を歩き、その時期に応じた目標を立てて実行するのを手助けし、寄り添いながら目標に向かって支援する。この繰り返しである」と物事を進めます。この考え方は何に対しても同じで、対象が患者さんから沙漠化防治に変わったに過ぎません。

一方、化学工場建設のプロジェクト・エンジニアとして国内各地に数多くの工場建設に携わってきた直志は、これと違った仕事の進め方でした。顧客から受注した案件に対して、品質、性能、費用、納期などの契約事項を確保するために、基本計画書（マスタープラン）が立てられる。つまり完成目標が明確で、基本設計・詳細設計・製作・調達・輸送・建設工事という各段階で関連する部門の協力を得ながら完成に導いていくのです。

しかし、この方法を現地で実践してもうまく進みません。日本には各部門に配置された人材が高度な専門家レベルであったことに気づかされました。その溝を埋めようと努力しても、林業、農業、畜産業などの知識や経験がないため、どうしても積極的に動けない状況にありました。

このような行き詰まりを感じ始めていた頃に、私が現地を訪問したのでした。お互いに話し合っているうちに、私はもっと積極的に入りこんだほうがよいのではないか。人に任せず細部にわたるまでかかわり付き添いながら、全行程を最初から最後まで自分一人で導いてゆくことを提案しました。現地では、私の方式の方がうまくいくような気がしたのです。

直志は気持ちを入れ替えて、日本で培った広範囲な知識や総合能力を駆使して、「民・学・

官」の調整役に徹するように心がけ、同時に細部まで入り込んで、具体的に指示するように努めました。それでかなりうまくいきました。

活動現地の人々の意識段階では、責任をもって任せられるのは苦手で、むしろ具体的に指示されたことを実行するほうがよかった。つまり、考えるより、命令に従うことに慣れていたのでした。

看護の視点といっても、これは一つの問題解決方法に過ぎません。いろいろな職種の方が集まれば、目標の設定も、具体的な計画も実践方法も多様な、いろいろと良い方策が出てくるでしょう。そうした中で、看護の考え方は、家庭生活でも、日常生活のいろいろな場面にも応用できる。また、誰にでも取り組みやすい方法ではないかとも思います。

看護の視点で考えた中国の沙漠地での活動事例

日中環境教育実践普及センター構想への飛躍

最初に看護の視点で考えたと感じたのは、「日中環境教育実践普及センター構想」でした。

一九九九年に直志が提案した「環境共生型養牛飼育システムモデル事業」は、地元関係者の賛同を得て、具体的な建設設計図ができ、二〇〇〇年に入ると施設の建設が始められました。ウルスン中学校と農牧民家二軒にそれぞれに建設中でした。

将来像を直志は、「ウルスン中学校で学んだ卒業生が田舎に戻って技術を伝え、地域全体のモデルになればいいなぁ、農牧民家は周囲の農牧民のモデルになり、どんどん普及すればいいなぁ」と考えていました。

ところが私はこのままでは直志の考える将来像になるのは、難しいのではないかと思いました。その理由の一つは、「環境共生型養牛飼育システム」という名称はモデル事業であれ、専門家集団の中では理解されていても、一般の人には理解してもらえないのではないか、ということです。

二つは、「モデルになって普及するといいなぁ」という考えでは、「施設は建てましたよ、後はどうぞご自由に」と見られるかもしれない。

このままでは、モデル事業に参画する政府関係者や農牧民の現状認識と意識段階から考えると、自分たちは具体的に何を、どうすればよいのかにはつながらないのではないか。施設ができても、良い施設であっても、自分のところは実践するかもしれないが、悪くすれは施設ができただけで終わってしまうかもしれない。そうなると、地域全体へ普及することは非常に難しいのではないだろうか、と考えていました。

そこで私は、モデル事業を成功に導くために、関係者のそれぞれが自分たちは何をすればよいかがある程度みえるようにと考え「もっと具体的に、そうなるようにしたらいいじゃない？ それぞれが別々ではなく、例えば、センター方式にして、中学校を本部、農牧民家を支部にして、組織的に連携をもって進めたらどう？ 名前も日中環境教育実践普及センターはどうかしら？ 環境教育を実践して、普及する基地そのものになるじゃない？」と、提案しました。

目標を示す名称は、関係者にとってすぐに理解できるものであることが望ましいと考え、「日中環境教育実践普及センター」という名称が浮かんだのです。

もう一つが、事業をうまく運営させるための組織であることです。政府関係者と農牧民の間は非常に遠い現状を考えると、その間を取りもち、仲介するのは、このモデル事業を提案した直志しかいないのです。中学校と農牧民家を関係づけ、周囲への宣伝効果を上げるためには、どうしても一つの組織にする必要性があると考えたのでした。それには中学校を本部、農牧民家を支部にして連携づける、センター構想に結びついたのです。

結果は功を奏し、関係者は一瞬のうちに理解を深め、センターとして発足することになりました。さらに竣工式や報告会の開催によって、広く宣伝でき、普及することにつながりました。

この考える過程を看護の視点に置き換えてみると、目標の表現方法と、どうしたら実現できるかの具体的な設定の問題に似ています。前のままでは、ナースが医療集団で使っている用語で目標を示し、後は患者任せになってしまいます。目標に使う用語は患者にわかりやすい言葉で表現し、しかも行動に移しやすい言葉であることが重要です。

健康を回復するのは患者自身で、その援助をするのがナースであると考えるならば、患者はナースが示す目標を納得し、自らの意識や考えを変え、計画に沿って、自ら考えながら実践するまでもっていかなければなりません。

事例にもよりますが、「早く良くなってほしい、良くなればいいなぁ」と思ってただ見ているだけ、自己回復力に頼るだけでは、良い方向へいくとは考えにくいです。患者の状況把握を十分にした上で、目標を実現させるためには、その患者に合った具体的な計画と実践方法を考えることが必要です。さらにサポートできる体制も必要になります。この過程ではいつも、これでよいかどうかを考えながら進めることです。

結果からみれば、センター構想は当たり前と思われるかもしれません。しかし、モデル事業計画を作成し、関係者に説明し、了解を得て、実際に建設を進めているにもかかわらず、当初はセンター構想や名称までには思い至りませんでした。結果オーライでしたが、目標を達成するにはどうすればよいか、誰にでもすぐに理解でき、皆が納得して動けるようになるにはどうしたらよいか、名称は適切だろうか、目標が達せられて、誰にも理解できる名称は何か、といった視点が必要だったのではないでしょうか。

もう一歩踏み込んで考える必要性を実感した事例でした。

ウルスン中学校の教師研修費の支援

一人の要望を聞くだけではなく、多くの人が活用できる方向へ変えた事例です。

二〇〇一年九月、ウルスン中学校の教務主任から、「研修に行かなければならないが、今お金がないので、貸してほしい」という要請がありました。今までも何かにつけて借金の要望があり、対応に苦慮していましたから、「貸すお金はありません」と断れば済む話ですが、気になることがあって検討を始めました。

というのは、今まで中学校の教師とつき合ってきた経緯から、資質向上のための何らかの研修を行う必要性は感じていたので、この機会に、教師を取り巻く学校の情報を得たいと思ったからです。例えば、なぜお金がないのか、研修とはどんなものか（主催者、場所、対象者、目的、費用、内容、時間数）、研修の背景（学校の運営費と研修派遣費、年間の研修計画と研修者数）などでした。

実情を聞き、今年と昨年の研修名、研修日、出席者名、研修費と宿泊・交通費などの一覧表を作成してもらい、教師の研修を取り巻く状況が、かなり理解できました。

教師にとって大きな問題と思われたのは、次の五点でした。

①研修対象の科目は、化学、物理、数学、社会の担当教員であり、全科目ではない。
②受講には校長の許可が必要で、研修費用、交通費と宿泊費は本人負担である。
③研修を受講することにより、教師の等級が上がり、給料にも影響する。
④地元政府や自治区政府の教育局が主催するが、年間計画はなく、研修日近くに突然通知される。
⑤研修参加には宿泊が必要で、一日の研修でも前後あわせると三日の休みとなり、学校教育への影響がある。

こうした実態を知ると、他の教師も同じような問題を抱えているはずで、要望のあった教務主任だけに貸すというのは、非常に不公平な気がしてきたのです。教師全体の資質向上を願うならば、いったいどうすればよいだろうか、と考えるようになりました。

そして、研修を希望する教師へ研修費を支援したらどうかと考え、九月末から「教師研修費の支援」制度を始め、二〇〇二年四月からは清水議員の支援を受けました。これは教師たちから非常に喜ばれ、われわれに笑顔で挨拶するようになりました。

事前に「研修費申請書」を、研修後は「研修報告書」の提出を求めました。研修費、交通費と宿泊費は場所によって決め、申請書と報告書の様式も定めました。

これを看護の視点に置き換えてみると、①患者の要求を聞く。②その要求は、なぜ、どんな考えで出てきたのか、どんな背景で生まれたのかを聞く。③その要求は本人だけのものか、ほかの患者の要求でもあるのか。④その要求を叶えるのは、本人のためになるのか、もっと別な方法はないのかを考える。⑤その要求がほかの患者の要望でもあるならば、患者全体にとっても良い解決方法はないのかを考える。⑥これが患者全体の看護の向上につながる、といった状況把握の過程に似ている気がします。

いずれにしても、目の前に現れた現象、訴え、要望の背景を知り、何が問題かを見抜く力と解決能力が要求されます。

教師研修費の支援を始めたことによって、中学校を取り巻く実情がみえてきました。申請者は幹部級教師が多く、複数回受講者もいるのに、多くの若い教師が受講しているようにはみえない。さらに、予想に反して少ない申請しか提出されない。不審に思い、内情をいろいろ確かめると、申請書を出したくても、各人が私たちに直接申請することは許されず、学校長の認可が必要である。実際に提出してもほとんど断られてしまうという。現実は、特定の者に有利になるよう、学校長が選定しているのが実態である。これが常識の社会であることもわかりました。

このような状況を打破したいと思い、音楽、美術、機械運転・自動車修理など研修科目の対象になっていない担当教師を逆指名して、文化・教養を高めることに役立つ研修を受けてほしいと思い、研修費を支援しました。

また、驚いたことは、毎回の報告書はほとんど同文で同筆のものが提出されました。報告書などの半ば公的な書類は「自分の言葉で自ら書く」のではなく、定められた文章で、字のきれいな者が代筆するのが通例だというのです。これも、学校長の指示だったかもしれません。結局、具体的に学んだ内容はまったく書かれていないので、具体的な研修内容を知ることはできませんでした。

学校長の顔も立て、多くの教師が恩恵を受けられるようにするために、見学会を企画したり、いろいろな方策を張りめぐらさなければならなかったのです。

SARS問題に対して何かできることは？

一見成功したように見えましたが、後日いろいろな問題が出てきた事例です。

二〇〇三年に世界的にSARS問題が発生し、私たちの滞在中（四月二三日～一〇月一五日）も中国国内で発生したSARSで振り回されました。北京の日本大使館からも「できるだけ帰国するように」との通達もあり、ほとんどの日本人は帰国しました。

四月末には内モンゴル自治区は汚染地域となり、瀋陽空港がある遼寧省との省境は人民解放軍によって道路が封鎖され、車では行けなくなりました。唯一のルートは、通遼駅から列車で瀋陽駅に行き、タクシーで瀋陽空港へ行く方法で、実質六時間でも、待ち時間などを含めると丸一日を要します。さらに、列車が満員で乗れないかもしれません。私の体力を考えると、慌てて動くよりも、活動現地に留まっているほうがずっと安心、安全、であると判断しました。何も活動できない状態ならば別ですが、結構活動はできるので、事情の許す限り滞在する決心をしました。

そこで、ＳＡＲＳ問題に地元政府がどう対応しているのか状況把握に努め、何か私たちでもできることはないか目標と対策を考えることにしました。

外国人保護について、管轄の上部組織である通遼市外交部の通達により外事担当者の来訪があり、予防対策の説明を受け、室内の消毒がなされ、予防薬の購入を求められました。域内の全小・中・高校は五週間の休校（五月一日〜二〇日〜六月九日）が指示され、活動拠点のウルスン中学校も休校となりました。私たちは、町の政府衛生局長と教育長を訪問し、ＳＡＲＳの予防対策と広報活動の実情を聞き、あわせてウルスン中学校はじめ近隣の小・中学校を視察しました。

この状況把握によって、次のことがわかりました。

①全体にＳＡＲＳ問題と予防対策への関心は薄い。
②予防対策の一番は「手を洗うこと」になっているが、現状に合わない。沙漠地で水が少なく、手を洗う習慣はない。手を洗う場所が少なく、限られている。

③ウルスン中学校の蛇口は四か所（校長室、教員室、厨房の内と外）のみで、約五百名の生徒が使用できるのは、厨房の外にある一か所のみである。この状況は「不備である」というよりも、周辺小中学校が丸井戸一つ、あるいはタンクに水を貯めて蛇口一つが普通であることを見ると、私たちの支援で高架給水塔が建設されているウルスン中学校は非常に恵まれ、羨ましい学校の存在になっている。

この状況から、私たちの資金でできる範囲内で現実的な支援を考え、次のような「手洗い・飲水設備と蛇口設置計画」を作り、学校長に提案しました。

①設置場所は九か所、蛇口五〇個を設置する。
生徒用（校舎、食堂、宿舎の外壁五か所×八蛇口）、教師用（職員室入口二か所×三蛇口）、トイレの出入口（男女二か所×二蛇口）
②この機会を衛生教育の一つとする。
水、環境、衛生などに関する標語を作成し、設備の壁に掲げる。
生徒と教師から標語を募集し、生徒（モンゴル語六点）と教師（中国語四点）を選ぶ。
標語選定委員会をつくり、公平な選定を行い、選ばれた作品は式典で表彰する。
③休校明けに使用できるように、設置工事を進める。

④経費は、長濱個人資金とする。

この提案は学校長の快諾を受け、具体的な計画と工事の着工（五月二八日）を進めました。計画に沿って工事は完成し、標語の選定が行われ、六月一八日に竣工式を迎えることができました。生徒、教師は非常に喜んで衛生教育が実践され、式典には地元政府やマスコミも呼ばれて、宣伝効果は大きなものがありました。これによって、ウルスン中学校は保健衛生面でも模範校になりました。

しかし、完成を喜んだのも束の間で、飲水設備や蛇口の使用が始まると、次々に問題が現われ、修正を余儀なくされたのです。

①一か月でほとんどの蛇口は壊れて、交換する羽目になりました。

破損理由は、生徒の使用方法が乱暴というよりも、中国製品の

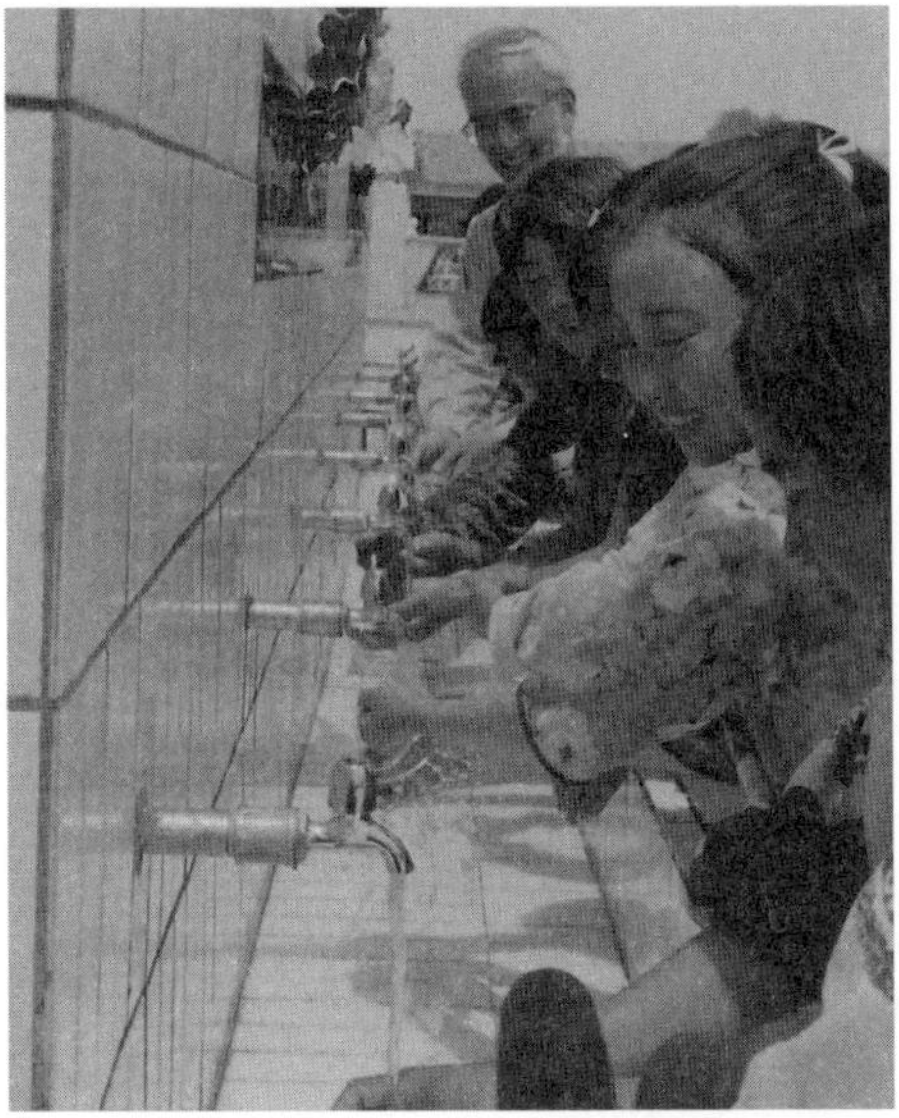
図７　完成した蛇口で手を洗う子どもたち

粗悪さにありました。それを見越して、蛇口は頑丈な物を指定しましたが、学校長は自ら出向き、頑丈よりも格好の良さを選んだらしいのです。現地人の見栄を張る、見映えの良さを求める意識への認識について、私たちに甘さがありました。

②後日、生徒の親からガソリン代を生徒に要求（年間一人二元：約三〇円）された話を聞きました。これは、私たちにとっては非常に不本意で、維持管理費としてガソリン代をまとめて支払ったのです。

③水質検査がうやむやになったことです。

私たちが一番気にしているのは、きれいな水の確保です。新しい水は良いのですが、放置してから見ると少々濁りが生じてくるので、気になっていました。学校長や検査機関へ何度も要求しましたが、いろいろな理由をつけては提出してもらえない状況でした。仕方なく後日、日本で検査をし、飲み水として問題ない範囲であることを確認し、ホッとしたのです。

私たち外国人にとって状況把握の難しさと限界を痛感した事例にもなりました。

これを看護の視点に置き換えてみると、対象である患者の状況把握が不十分であった事例に似ていると思います。

状況把握には、①患者の表面に現れる状態や症状（ウルスン中学校の実態）、②患者の心（学校長や教師が衛生面について何を考え、どんな認識でいるか）、③患者を取り巻く環境（ウルスン鎮の水を取り巻く環境と水に対する思い）が含まれると思いますが、いずれも中途半端な気がしました。この解決には、実態を見る目をさらに養うこと。患者と看護の実践を通した信頼関係が必要になると思います。

現地の人は本音をなかなか言ったり話したりしませんから、わからないことが多い状況です。それでも長いつき合いで、懇意の方が子供がガソリン代を請求された話をしてくれたのです。いろいろと聞き出すのですが、限界も感じて難しいものがあります。しかしそこを何とか打破しなければなりません。実際には、見ているようでも、くまなく見ていなかったということでしょう。

クリン第一高校を国家級緑色学校への指導

ウルスン中学校での支援活動やセンター活動は、必ずしもうまくいったことばかりではありませんでした。うまくいかなかった原因は何か、同じ過ちを絶対に繰り返さないためには、どうしたらよいかを考え続けました。そして私たちなりに結論を出し、それを応用したのが、この事例です。

地元を統括する上級政府の教育局主任として、私たちのウルスン中学校への支援状況やセンターの活動状況を、長年にわたって見続けてきた王氏が、第一高校[註1]の学校長に就任しました。彼はこの機会に、以前から考えていた「国家級緑色学校[註2]」の認定を受けることを決意し、私たちに指導要請をしてきました。

註1　クリン第一高校：活動現地のウルスン鎮から四〇キロメートル離れた、一番近い町（庫倫旗：クリンキ、面積四千六百五〇キロ平方メートルで京都府とほぼ同じ、人口一八万人）にあるモンゴル族対象の最高学府の高校。生徒数約二千名、教師数約一八〇名。

註2　国家級緑色学校：中国国家環境保護総局が定める環境教育重点指針の一つ。市級、自治区・省級、国家級の三レベルがある。

「国家級緑色学校の認定」と目標は明確でしたが、以前と同じ失敗を繰り返さないよう、私たちは二つの条件を提示し、双方が合意したうえで要請を受けることにしました。

条件1．お互いの考える国家級緑色学校がどんなものであるかを話し合い、認識が一致するまで議論を重ね、同じスタートラインに立ってから、準備に取りかかること。

まずは、目標を具体的なレベルで一致させることを考えたのです。

実際に王校長が考える「国家級緑色学校」のイメージと直志のイメージとでは、大きな差がありました。校舎やトイレをきれいにするのはもちろんですが、大好きな木や花を百種類ほどあちこちから集め、広い校庭に植えるイメージだったのです。

この認識に直志は不満でした。といっても、国家環境保護総局の「指導要項」をみても、具体的な学校像がはっきり伝わってきません。まず校舎をきれいに整備するハード面に重点を置いている段階から考えると、王校長の考えは少し進んでいるほうだ、とも思ったのです。

話し合いの結果、「植物公園の中に建つ美しい高校であり、全教師と全生徒は環境問題に関心をもち、少しでも環境に配慮した高校生活を送る。さらにクリン第一高校が環境保全のモデルとなり、地域全体の環境改善に指導的な役割を担う発信基地になる」と、かなり高い目標設定で合意しました。

条件2．私たちの指示・提案には全面的に従うこと。

具体的には、実行委員会（庶務、会計、記録、学生担当、美術、ＩＴなどに習熟した教師を含む）を編成する。学校長が一人ですべてを掌握するのでなく、実行委員会を定期的に開催し、懸案事項を審議して役割を分担する。また、実行委員会室を新設し、私たちの仕事場を確保する。通訳を日本語担当教師が務めるなどです。

日本では何かを進める場合、このような体制づくりは当然かもしれません。しかし、現地ではまったく期待できないことは、ウルスン中学校への支援活動を通して身に染みてわかりました。クリン第一高校でも同じ状況が考えられると想像し、認定を得るには、私たちは相当に強い指導力を発揮できる体制づくりが必要と考えました。それなら最初から私たちの方針を貫こうと思って提案したものでした。

ここまでを看護の視点に置き換えてみると、一つは、看護を実施する側の看護計画の修正です。一度失敗したことは、失敗の原因を探り、改善策を考えて見つけ出す。そして次の事例では同じ過ちを繰り返さないことです。それでも改善が難しい場合は、またその原因を究明して改善策を見つけ出す。それを何度も繰り返すのです。

修正をためらわない姿勢、失敗を見極める時期と判断、改善策を考え出す努力、それを私自身の力としてもち、育てたいと思っています。

二つは、患者についての現状把握です。年齢、性別、社会での置かれている立場、職業とその地位、高齢者にとっては元気なときの職業など、一般的な事項に始まります。次いで、病名を聞いているか、その病気に対してどう思っているか、治療をどう考えているか、治療への要望、これからの希望、不安事項など多岐にわたると思います。

三つは、目標に対する相互理解だと思います。同じ用語や言葉を使って話していても、ナースと患者では認識や深さに違いがある場合があります。まして年齢、性別、病気の種類、既往歴、病気に対する現状認識も考え合わせると、目標の相互理解は非常に重要です。

この相互理解は、目標達成をより早く、効率よく進めるには、とても重要です。こうした根気強い努力を惜しんではいけないと思います。

私たちが入り込む前の学校運営は、すべて学校長の独断で進められ、教師は指示どおりに動くだけでした。何かを一緒に作り上げたことも、良い方向を考えたり議論したこともない。実行委員会などを作ったことも委員活動をしたこともないのです。このようにすべてが初体験の中で始まりました。

事業を進めるにあたって、直志は主にハード面、私はソフト面に配慮しました。

直志は、中央政府の担当部署へ委員を引率する、必要教材、図書の購入、事務機器の整備、すでに国家級緑色学校に認定された学校への視察、実行委員会の開催、海南島で開催された全国研修会への派遣、町のごみ処理状況の視察、報告会の開催、実行委員会議事録の作成などでした。

私は、実行委員の全員が頭の整理ができ、次に進められるような配慮を心掛けました。例えば、視察の報告書を委員に任せるのではなく、私が作成しました。視察を総括したうえで、実行委員会として今後検討すべき点を集約し、見習う点は何か。よくなかった点は、どうすればよかったのか。今後どんな準備を進めていくか、といった具体的な問題点を提示するためです。

私たちが最も力を注いだのは、教師と生徒の環境意識の高揚です。

まず全教師への周知徹底でした。全教師を対象にした実行委員会発足の報告会を開催し、『国家級緑色学校の指導要項』を全員に配布し、主旨徹底と参加協力を依頼しました。

一年後には全教師対象に、実行委員会の活動報告会を開きました。一年間の活動内容を「活動報告書」にまとめ、実行委員一人ひとりが担当分野の報告をしました。この種の報告会も報告書作りも初めてといった状況でしたので、「活動報告書」に含める内容やページのレイアウトまで細かく具体的に指示しました。担当者ごとに密な関係を保ちながら、何度も何度も会合を重ね、A4判オールカラー七六頁の報告書作りを一緒に努力しました。

この作成過程は、各自が役割を発揮し、目を見張るものすごいスピードで行われました。報告会では委員の一人ひとりがイキイキと誇りをもって報告する姿に、頼もしさを感じました。本当によくやったと感激し、ウルスン中学校では見られなかった教師の実力を見た思いで、充実感を味わうことができました。

次に生徒の意識を高めることを考え、「環境祭」の開催を提案しました。「ゴミ問題」を主要テーマとして、各学年、各クラスごとに独自の展示や花壇づくりや小イベントなどの開催。校庭には大型のモンゴルパオを建て、内部にも環境に関する展示。

環境祭は高校の生徒だけでなく、周辺の市民にも公開したので、地域全体の環境意識を高めるのに役立ちました。

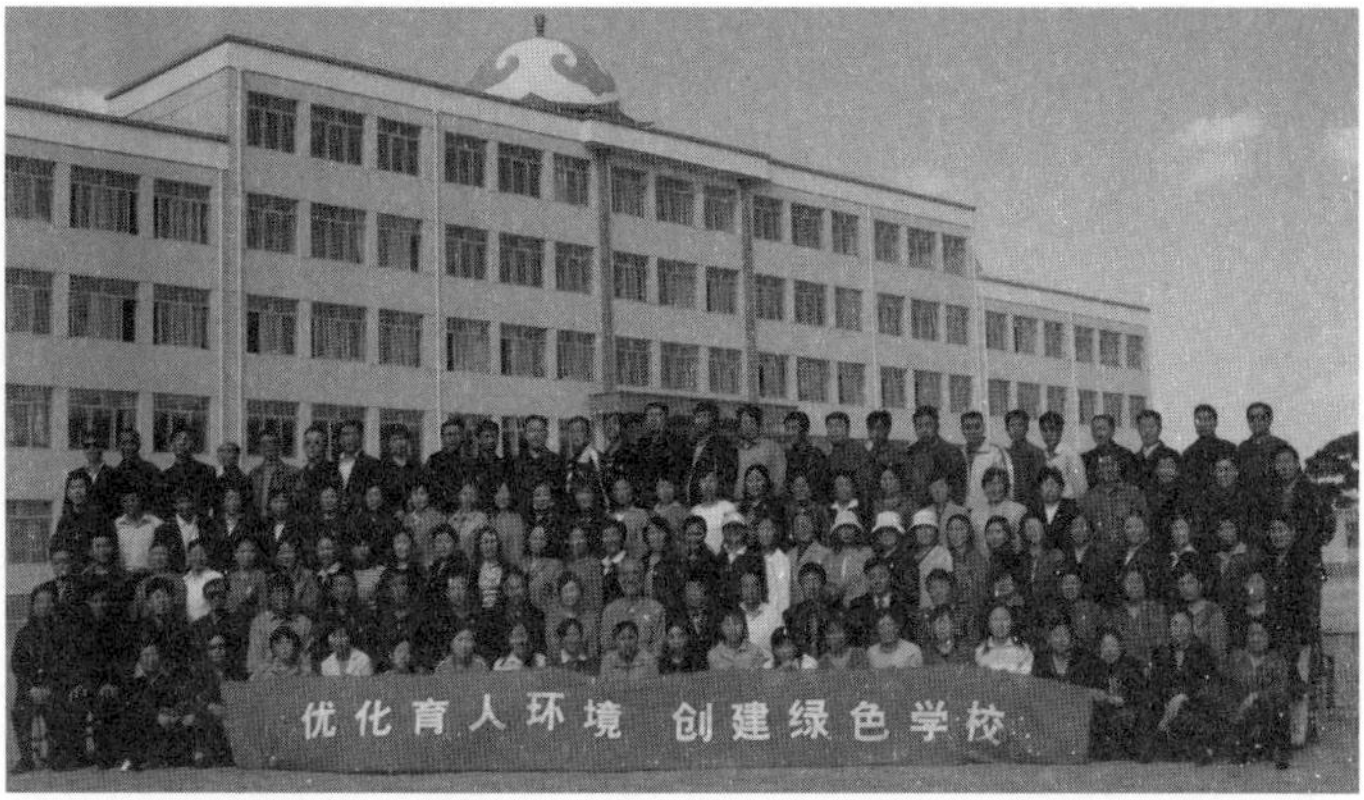

図8　国家級緑色学校の認定を目指す全教師の決起集会

しかし、このとき私たちは参加しませんでした。ある程度路線が敷かれ、これでいけそうだと判断したときに、私たちは手を引き黒子に徹したのです。認定する中国政府側の委員たちから「何から何まで外国人の支援による成果」と思われるのは得策ではないと判断したからです。事実、私たちは活動現地から離れ、長期間にわたって町のホテルに泊り込み、毎日早朝から高校に出かけ、実行委員会室で作業に明け暮れた時期がありましたから。

その後、高校は独力で活動しました。ですから、認定調査が入った時期には私たちの姿は消えている状況で、これも功を奏したと思っています。

王校長から指導の要請があった頃、内モンゴル自治区では毎回二、三校が認定される状況の中、すでに百校がノミネートされており、クリン第一高校はその中になく、まったく無名の学校でした。学校の整備状況、活動状況、教師全員の協力体制などが評価され、二年後に異例の早さで国家級緑色学校に認定されました。これは信じられないほど大変で、すごいことでした。

この方法を看護の視点に置き換えてみると、「患者より一歩先を歩くナース」「患者の症状、その時期に応じた目標を作れるナース」「目標に添ってサポートできるナース」の徹底した実践でした。この方法は、どちらかというと手とり足とりといった感が強いことは否めません。少しやり過ぎだったかもしれません。しかし、外国の地で初めてづくしで臨む場合は、このような方法でなければ皆の中に入り込めないことも事実だと思います。まず皆の心をつかむには、全体会議で大勢の賛同者を得てから、各個人関係に入るわけです。それもおざなりな指導でなく、目標に向かってその人に合った方法で進めるよう、働きかけることが重要だと思います。

もう一つ重要なことは、患者が自らの力で成し遂げた、という満足感を得ることだと思います。その意味で、ある程度道筋をつけてから、大丈夫そうだと思ったときは手を引くことも大切だと思います。

発展途上国ではよくあること、当たり前のことを書くことないのに、と経験ある方は思われるかもしれません。しかし、これから海外へ行こうと思っている方、海外では具体的にどんなことをするのだろうと思っている方にとっては、発展途上国では多かれ少なかれこのような状況だと思いますので、参考になれば幸いです。

私が臆することなく、外国の教師の中に入り込み身近に指導できたのは、行政（旧厚生省看護課）で培った経験が大きかったのではないかと思います。看護学校の指定調査や視察を数多く手がけてきたこと、海外開発援助の一環であった看護教育プロジェクトの各省連絡会（外務省・ＪＩＣＡ・法務省・厚生省・文部省など）へ担当者として参加していたこと、タイ国看護教育プロジェクトの中間調査の団員として視察していたこと。学校の状況や発展途上国の実情が、かなり身体に染み込んでいたことが大きかったのです。何の経験でも、いずれ何かの役に立つことを、ここでも確信しました。

支えてくれた「遠いと思わないでください」

現地の生活は、東京の生活からかけ離れたものです。

一番の苦労の種は電気と水です。停電で困るのは、パソコンが使えないとイライラする直志だけで、人々にとっては、「電気がこなければ使わなければいい、電気がきたら使えばいい」という心境です。これが普通の生活であり、人々の感覚なのです。物資の豊かな日本に住み、便利な生活に囲まれていると、なかなかわからない感覚です。世界中にはこうした生活を送る人はたくさんいますが、その一端を知る機会になりました。

活動の過程では、順調でうまく行くことばかりではありません。うまく行くことはまれといったほうがよいでしょう。まして外国の地での活動となればなおさらです。人生とはそういうものである、と気楽にゆったり構えていればよいのですが、なかなかそうもいかず、イライラするときが多かった気がします。

そんなときに大きな支えになった一つは、日本から寄せて下さる友人知人の優しい励ましの言葉や心遣いでした。

二つは、現地に来て初めて知った、チンギスハーンの言葉でした。

重いと思わないで下さい　持てば必ず持てます
遠いと思わないで下さい　歩けば必ず着きます

この言葉はモンゴル族なら知らない人はいないくらい、誰でも知っている、大好きなチンギスハーンの言葉です。地元の小学校や中学校に行くと、必ずある何かの石像の下に刻まれている文字でした。

この言葉から、ある光景を思い出しました。北京から乗った夜行列車の窓から見た、朝の外の風景です。あの荒涼としたどこまでも広い大地の中に、何か動いている物を見つけました。目を凝らして見ると、一人の男性が歩いているのでした。周囲を見渡しても、行く先のほうを見ても、目標となりそうな物はまったく見当りません。どこまで歩くのでしょうか。

車や列車に乗る生活に慣れた私には、信じられない距離に思えました。しかしほんの一昔前までは、どこへ行くにも人間はみんな歩いていたのです。チンギスハーンはこのとてつもない広い荒野を、騎馬隊を引き連れて駆け抜けていたのでしょう。歩兵は歩いていたのでしょう。それを思うと、チンギスハーンの言葉がグッと胸に迫ってきました。

目標をもって歩めば、必ず目標は達せられるということなのでしょう。沙漠化防治という遠い目標に向かって歩いている私たちの傍らにいて、心がくじけそうになったときには必ず、この言葉が力強く支えてくれました。

5

看護の考え方を育てたさまざまな体験

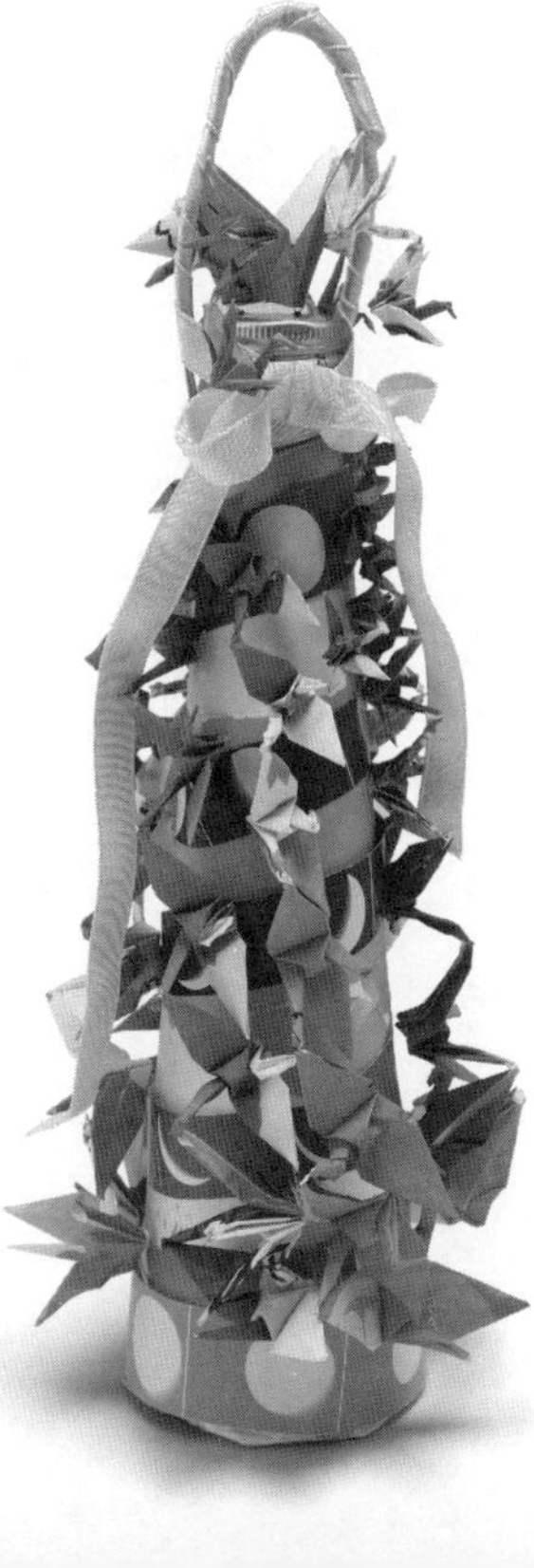

考えることの気づきは、小学校の歌の試験

4曲目の「どんぐりころころ」は繰り返さない

今までは、病気になってからのことを主に述べてきました。次に、子供の頃から難病になるまでの記憶をたどりながら、それぞれの時期にあった印象に残る体験が、今の私の考え方と活動にどう役立っているのかを記したいと思います。「人生に不必要なことは何もない」というとおり、私もその実感を深めています。

子供の頃にあった記憶として、今もなお強烈に留まっているのは、小学校の入学試験「歌」です。これは私にとって大きな事件であり、考える私の始まりでもあった気がします。学校の勉強や受験勉強が、考える対象とするならば、私の場合はそれとは違い、日常生活に起こった出来事から生まれたようです。

私は母の考えで東京学芸大学附属竹早小学校を受験しました。試験では好きな歌を歌うとの情報を聞き、私は歌の特訓を受け、試験で歌う歌を何度も練習しました。歌の先生から「今のまま、試験でも歌えばいいのよ」と言われて臨みました。

歌の試験は小さな部屋に五人が入り、グランドピアノを囲むようにピアノを弾く男性の先

生と向かい合いました。私は四番目でした。

先生は「好きな歌を歌ってごらん。伴奏するから」と言い、初めの子は「どんぐりころころ」を歌いました。ずいぶんやさしい歌だなあ、と思いました。二番目の子も「どんぐりころころ」と言って歌いました。へえ、また「どんぐりころころ」なの？

なんと三番目の子も「どんぐりころころ」と言ったのです。えっどうして？　また「どんぐりころころ」なの？　「どんぐりころころ」を歌わなくてはいけないのかしら。練習をしていないのに歌えるかしら。でもやさしい歌だから、きっと歌えるわ。でもどうして三人とも「どんぐりころころ」なの？　練習してきた歌があるのに「どんぐりころころ」を歌わなくてはならないの？　どうしたらいいの？　どうしたらいいの？　私の頭の中は混乱していて、歌声はまったく聞こえませんでした。

そこへ先生が「晴子ちゃんは何を歌うの？」と聞かれてびっくりし、私は下を向いて小さな声で「どんぐりころころ」と、思ってもみない曲名がポロっと出てしまったのです。答えながら、アッ、しまった、訂正しなくては、と思いながらもすぐに前奏が始まってしまい、訂正する勇気はありませんでした。私は前の子と同じ曲を歌ったのです。知っている歌でも練習していないのと、頭が混乱しているために、声は上ずりしっかり出ません。ひどい歌でした。何でこんなことをしてしまったのだろう、と恥ずかしくて身のすくむ思いでした。

五番目の最後の子に先生が「ずいぶん待たせたね。○○ちゃんは何を歌うの？」と聞くと、

「てんてんてまり」という元気のよい大きな声が、小さな部屋いっぱいに響きわたりました。私は背筋をピシャリと叩かれた思いでした。先生は四回も同じ曲を弾かされた後だけに、嬉しそうに弾んで前奏が始まり、最後の子は、みごとに長い曲を歌い上げたのでした。

最後の子は合格しました。合格発表でずだ袋に入った木札を取り出すと心の中で「ド～ン、ド～ン」と太鼓が鳴って、なぜか私も合格でした。しかしそのとき以来、歌は好きなのに、小学校の六年間は苦痛の「音楽」の時間になりました。

このことは私の頭にはずっと存在しているにもかかわらず、しっかりとは考えられないものでした。思い出したくもない、恥ずかしいことで、嫌なこととしてしっかり蓋をして封印していたのです。

ところが高校も後半になると、進路を考えなくてはなりません。しっかり自分自身を見なくては、前進しないだろうなと思いました。そのとき、すぐに頭に浮かんだのが、あの苦く嫌な情景でした。

私は、どこに問題があったのか、その問題を解決するにはどうしたらよいかを真剣に考え始めました。問題は、あのとき、練習した歌を歌えなかった原因は何かでした。

しっかり覚え、何回も練習し、歌の先生からは「今のまま、試験でも歌えばいいのよ」と言われていたのに。なぜ、前の人と同じ曲を言って歌ってしまったのだろうか。前の人が「どんぐりころころ」と別の歌だったら、やはり同じ歌を歌ったのだろうか。

最後の人はもともと歌が上手いので、他人がどんな歌を歌おうとも関係なかったのだろうか。しかし四人とも同じ歌を歌うのを横目で見ながら、心はまったく揺れなかったのだろうか。プレッシャーは私より大きかったかもしれないのに。もし、私が五番目だったらどうしていただろうか。小さな部屋に響く大きな声でしっかりと「てんてんてまり」と言ったあの神経はどこからくるのだろうか。歌が下手な私だから心が揺れたのだろうか。それだけではないはず。私も五番目の子のように周囲に惑わされない心と自信がほしい、と思いました。

考えを進めるうちに、五番目の子はあの状況でもどうして自分の歌が歌えたのか、とその子に置き換えて考えられるようになったのです。そのように考えたことは初めてでした。

そこで私の出した結論は、自分自身に自信がなかったから周囲の状況に惑わされてしまったのだ、でした。私が五番目の子のようになるにはどうしたらよいのだろうか。自信がないから練習したのに、それでも自信がないと思うのは、自信ができるまでやらなかったからではないだろうか。二度とあのようなことは繰り返さない。それには何に対してでも、ただただ練習し、自信がもてるまで自分なりに繰り返すしかないだろう、と強く心に誓いました。その気持ちは現在へつながっています。

結果よりもその過程が大事

自分なりに頑張るしかないと、はっきり自覚したのは高校の後半頃でしたが、小学校に入学して授業が始まってみると、周囲との違いを身体で感じ始めました。

特に体育の時間はすぐにわかる状況でした。鉄棒の順手で回ることや逆上がり、高い木の棒に手と足で昇る、マットのでんぐり返し、縄跳びの二重回しなど。すぐにはできないのです。給食を早くに食べて運動場で練習したり、家に帰って近くの公園に行ってできるまで練習をしました。それでやっと授業についていけた気がします。成績は五段階で三か二でした。

五年生のときに当時としては珍しい二五メートルプールができ水泳教室が始まりました。すると教えてもらわないのにクロールでスイスイ泳ぐ子が何人もいるのです。私は顔も水に浸けられません。

体育だけでなく、何でもすぐにできる子が本当に多かったのです。私はすぐにできる子がとても羨ましく、なぜ私はできないのだろうと思いました。いくら努力しても上には上がいる、追い着いたと思ったら相手はもっともっと先を行っている。それもはるか遠くに。通信簿は「三」が並ぶだけで、唯一の「五」は図工でした。これを繰り返すうちに、いくら競争しても太刀打ちできない、到底無理だと思いました。

もともと競争には関心がない私はできないことを気にしなくなり、関心は、他人がどう思うとも、私が考える物差し（価値観）つくりに向かいました。

私が見つけた物差しは、結果はどうであれ、そこへ行くまでの過程が大事である。精一杯努力したかどうかが問題であって、結果はおのずとついてくる。結果も時の運によるのではないだろうか。これらのことは誰かに教えてもらったのではなく、小学校の環境から、かなり早いうちに身体で感じ取ったものでした。

今考えると、子供心にもった私の考えは賢明でした。後でいろいろとわかってくるのですが、少数精鋭の先駆的な児童教育が実施され、いわゆる世間一般でいう成績優秀な子がそろっていたわけです。

例えば一学年九六人中六人がストレートで東大に合格し、翌年と合わせると一〇人を超える。最終学歴は、一流大学名や、大学院、外国の名さえ出てきます。大学教授、医師などの職業を考えると、当時は大学卒が今のように多い時代ではありませんから、特殊な状況でしょう。私がいくら頑張ったところで手の届く話ではなかった、というわけです。あの五番目の子は成績優秀で、女医さんになりました。

親の職業も議員、弁護士、医師など、いわゆる裕福な家庭が多く、家で家庭教師に教えてもらっている子、一年生でもう四年生の勉強をしている子、水泳教室、バレエ教室へ通い、ピアノを習っている子など、早くから英才教育がされていたのでした。

一人で悩まない

ほとんどの同級生が、東京学芸大学附属中学校に進学しました。授業は急に難しくなり、チンプンカンプンで、先生が何を話しているのかまるでわからなくなりました。

ある日、学校へ行くとテスト、次の時間も次の時間もテストでした。中間考査か定期考査でしたが、それすら聞いていない、掲示も見ていなかったのです。戻ってくる答案用紙は当然〇点とか一〇点程度で、四〇点も採れれば良いほうでした。

ある日、担任の先生は一人ひとりを呼んで、クラスで何番かを見せたことがありました。私は四九番でした。ビリだと思っていたのが、ブービーでしたから、アッまだ一人いたんだ。いや、そんなはずない。その人は、きっと試験を欠席したのだろうな、と思いました。

私自身ではもうどうすることもできない、何とかしなければと考え、母に「授業がまるでわからない。もうあの学校には行きたくない」と言いました。母は「そう」と言っただけで、二年の進級に合わせて、近くの区立中学校に進む転校の準備を進めてくれました。何も言わなかったのは、戻ってくる答案用紙を見ていればわかっていたのでしょう。

三学期の終業式に、母と私は学年主任の先生と面接がありました。学年主任は女性で、担当は音楽でした。授業はとても厳しかったので、ビクビクして臨んだのですが、その話はまったく逆の予想外の対応で、優しく将来を見越した話に驚きました。

「今は挫折したと思っているかもしれませんが、良い選択だったと私は思いますよ。新しい学校に行けば必ず、授業はよくわかります。もし、二年後に都立高校を受験したら、きっとこの同学年の、それもかなり多くの人と一緒になるでしょう。選択が早いか遅いかの問題ですからね」と言われたのです。

私には、先生の言われる意味がよく飲み込めませんでしたが、何となく明るい希望が見え、良い選択と言われた言葉が耳に残りました。

区立中学校の授業は、少し前に戻って勉強し直しているようで、とてもよく理解できました。おかげで都立高校へ進むことができ、二年前に一緒だった多くの顔に会ったのです。すべてが先生の言われたとおりになったのでした。

ブービーになった経験とその後の周囲の対応により、私の心の中に確固たる信念が生まれました。

一つは、ビリやブービーで最低まで落ちたら、後は昇るしかない。下になったらそのときを十分に味わう、そうすれば後はよいことばかりになるはずだ、ということ。

二つは、あの学年主任は、私の歩む道をなぜわかっていたのだろうか、とても不思議でなりませんでした。教師のプロ、人生の師とはそういう者をいうのかもしれない、ということ。

三つは、母に私の気持ちを話してよかった、人生の先輩はそれなりに助けてくれる、多くの知恵の中から適切な道を選んで準備してくれる。本当に困ったときは、一人で悩まず周囲に応援を求めることは恥ずかしいことではない、きっとよい道があるはずだ、ということ。

これは、後に大学で、社会人になってからも、難病になったときにも、どうしたらよいかを考えるもとになりました。

総合力を育てた「料理」

私が初めて作ったレシピはフレンチトーストで、九歳頃の写真があります。母が作ってくれたフレンチトーストの初めて食べる味に感激して教えてもらいました。卵を溶いて牛乳を入れ、その中に食パンを浸す。卵と牛乳のついた食パンを、フライパンで温める。簡単そうに見えても、これが結構難しく、食パンの浸し程度、こんがり焼く程度や時間。それがわかって、何回も工夫する訳です。

フレンチトーストを作る作業を通して、わかるとか工夫することを、早くに身につけた気がします。これが、小学校でのさまざまな努力へもつながったのかもしれません。

母の手伝いをしながら、家事や料理を覚えたこと。母から怒られたり、文句を言われたことがなかったこと。父が新聞から切り抜いてつくった献立スクラップ帳を見ながら自分で作ったことはとても大きく、料理大好き人間になりました。祖母からは「料理がうまくても、一人前じゃないのよ。終わったときに台所がきれいに片づけられていて、やっと一人前よ」とも教えられました。

料理は手順としても、考えることが多い作業です。①全体のバランスと栄養学的な要素も考えて献立を決める。②買物をする。③調理の前に、どの食器を使用するかを考えてテーブルの用意をする。④何品かを同時に出せるように、順番を決めて調理する。これがなかなか難しい。料理の手順、技術や早さが必要で、考えながらいくつもの作業を同時に、あるいは順番通りに行う。料理が終了するまでに、使った鍋や皿は洗って片づける。⑤盛り付けは食欲と美味しさを倍増させるので、細部まで神経を使い、よく考える。⑥料理を出す順番や並べ方も考える。⑦食器を洗う、片づける。

これらの作業は、「〇〇しながら」に特徴があります。一つひとつの作業はバラバラでなく、手順を考えながら、焼き方、煮方や揚げ方の頃合いを見ながら、考えながらする作業です。何気なくしている毎日三食の料理であっても、料理を初めから終わりまでするには、本当にいろいろな能力を必要とします。

これらを短時間で取得するのは、至難の業ですから、それらの技術を学び、練習する実践の日々は、その能力を確実に育ててくれます。

まずは考える力、調理という基礎的な力、盛りつけには美的センス。食材がない場合もあるし、西洋料理や中華料理を日本食に応用したり、その逆もあります。応用し、工夫する力です。新しい料理を作る創造力、そして全体のバランス、総合力も。これらの能力が今の人材に求められているとしたら、子どものときから料理を覚えることを、私は勧めます。

料理ができる能力は、日常生活を送る上で欠かせない基礎能力を必要としていますから「手際よく料理ができる人は、仕事も手際よくできる」ということにもつながるのでしょう。女性が認知症になった際、料理が難しくなる、できなくなる様子から気がつくことを、のちに母を見てよくわかりました。

こうして料理は私の心と身体に溶け込み、身についたさまざまな能力が、看護を学び実践する上で、基礎的な力になり有効な役割を果たしているのではないかと、私は考えています。

さらに、料理ができることは、外国に行った場合はより大きな力になります。料理は、コミュニケーションづくりに欠かせませんし、それができるかできないかは、その事業を進める人々との間をうまくできるか、できないかにもかかってきます。人は事業やお金目的だけでは、なかなかうまく動きません。うまくするには、よいコミュニケーションが必要で、お互いの壁をぶち破って仲良くなるためには、どうしても食事やお酒の入った懇親会が必要です。そこには料理が大きな役割を発揮してくれるのです。

ナースへの道

ナースの道は現実的な選択

私は子供の頃からナースを目指していたのではなく、高校三年の進路を選ぶときに決めたもので、非常に現実的な選択でした。

子供の頃から美術が好きで、将来は美術関係の仕事に就きたいと思っていました。女の子は大きくなったら「お嫁さん」になるのが、まだまだ当時の主流でしたが、わが家は父の口癖が、「女性も仕事をもつべき」だったからです。小、中学校と図工や美術の成績は「五」だったのが、高校に入ると「三」になってしまいました。選択科目として選択したのが、まったく面白くなくなりました。

先生が私の絵を見て「これではだめだなぁ、こう描き直したほうがいい」と言うからでした。先生と私の美術に対する感覚が違うようでした。それまでには、美術の好きな父の影響もあって、自分なりの美に対する感性ができつつあったのかもしれません。それを思うと、中学校までの図工の先生は、私の良いところを伸ばしていてくれたのだなと思いました。当たり前のことですが、美的センスは社会に受け入れられなければだめだということを、実感したときでもあったのです。
特定の人よりも、誰からも認められる職業、しかも国家資格のある職業を、と考えたときに「ナース」がありました。女の子なら誰もが子供の頃にナイチンゲールの自伝を読み、白衣の天使やナースを知っています。また当時は、ノーベル平和賞を受賞したシュバイツァー博士[註]が有名で、尊敬する人の筆頭に挙げられた時代でもありました。

註　シュバイツァー：（一八七五～一九六五）、ドイツ帝国、カイザースベルク（フランス）生まれ。ガボン共和国・ランバレネで当地の住民への医療などに生涯を捧げたなどを評価されて一九五二年ノーベル平和賞受賞。

考えてみると、ナースは私の身近な存在の職業だった気もします。親類縁者にいるわけではありませんが、小学校四年生のときに、赤痢で「伝染病棟」に一か月入院したこと。六年生で盲腸の手術をしたこと。その医院は近くにあって、わが家に何かあるとよく行ってお医者さんや看護婦さんもよく顔を知っていたからです。
両親にナースの道に進みたいと進路の話をすると、母は「厳しい仕事だから」と反対しましたが、父は「欧米では尊敬されている職業だ。頑張りなさい」と言って、とても喜んでくれました。次第に母も納得して、受験校の情報を仕入れてきて、ここはどうかしらと看護大学や看護短大を勧めてくれました。伯父が「可愛い娘を修道院みたいな所に入れるなんて、兄さんの気がしれない」と反対されたときも、父は頑として突っぱねました。

このように非常に現実的な選択でしたが、自ら選んだ道ですから、コツコツ頑張って歩いてきました。長い人生には紆余曲折がありますが、結果としてナースを選んでよかったと思い、ナースであることに誇りを感じるまでになりました。ということは、あの高校の美術の先生が、この道を選ばさせてくれたのかもしれません。

視野を広げる努力

聖路加看護大学に入学でき、一クラス四〇名のうち三九名が卒業しました。四年間は寮生活で、起床五時四五分、六時四五分朝礼拝、一九時夕礼拝、就寝二一時、外出は一九時までという厳しい規則の中で過ごしました。各人には、机に椅子二つ・本棚・ベッド・半畳位の戸棚が割り当てられ、八畳位もある贅沢な二人部屋でした。同室者は半年ずつ交代し、七名と一緒に生活を共にしました。四年生からは寮から出て通学（自宅あるいはアパート他）も許可され、寮生活は厳しいからと半数が外を求めましたが、私は寮を選びました。私は結構すんなり受け入れるほうで、抵抗する気はまったくなく、規則正しい生活の良さと、いろいろなクラスメイトと仲良く暮らす術を学んだ気がします。

二年生からは毎日実習が始まり、朝の礼拝終了後七時から九時まではＡＭケア（朝の洗面と清拭、朝食の準備）、夕方五時から七時まではＰＭケア（夕食後の後始末と寝る準備）がありました。

四人部屋とか六人部屋を割り当てられて、朝夕の実習を毎日、一年も続ければ、患者さんの把握の仕方、必要な看護、優先順位を決めて行うことができるようになります。それも二時間の制限時間の中で、頭の回転と手の動きは、早くなりました。

こうした寮生活は、自ら動かなければ寮と教室、病院を行ったり来たりするだけで、済んでしまうのです。顔を合わすのは先生と実習の受け持ち患者さん、話すのもクラスメイトと限定されます。患者さんはいろいろな人がいる、その方その方に対応するためには広い視野をもたなければいけない、と思いました。

そこで忙しい学生生活でしたが、土曜日の午後や平日の授業が少し楽な夜を利用して、講演会、コンサート、展覧会、新しい物を見ることに積極的でした。音楽の好きな人とはコンサートへ、絵の好きな人とは展覧会へ行きました。一人でも行ったのが、講演会や歌舞伎座の一幕見でした。本を読むだけでなく、幅広いテーマの話を聞く、名の通った一流と言われている人の話を聞くために、直接講演会へ行って聴きました。これは、父からの「大学から有楽町の新聞社へ行くのは、近い距離だ。よい講演会をやっているから、時間があったら行ったらいいよ」というアドバイスも影響しています。

若いときに接したものは、非常に刺激的であり、感性を磨くのに役立った気がします。すぐに結果が出る話ではありませんが、長年にわたる継続は、物事を多面的に柔軟性をもって考える力にもつながったのではないかと思います。

ここで重要なのは、両親に連れられて行くのではなく、一人で行ったことです。初めは与えられていても、本当に力がつくのは、「一人で」だと思うのです。○○を見たい、聴きたいという思い、行くまでのワクワク感、はやる気持ち、その場に入りこんだときに周囲が見えなくなっている没頭感、終わったときの満足感と余韻の楽しみ。いずれも脳細胞を強く強く刺激しますから、大きな塊となってドーンと身体の隅々まで入り込んで、頭と心の奥底に刻まれます。それが、「では、私はこれをどう活かしていくか」という力となっていくのです。

大学一年生の夏休みに、アイレストホワイト（Eyerest White）のファッションショーを見に行った体験は、今も鮮明な記憶になっています。

今では医療界にカラフルなユニフォームが当たり前になっていますが、当時は白一色の時代でした。アイレストホワイトは、白に近い色として紹介された日本で初めての色で、私は大きな刺激を受けました。この刺激は、皆に紹介したい広めたいという衝動に駆られ、前後も考えずに、秋の学園祭で各学年主体の研究として提案をしました。クラスメイトの賛同を得てテーマは「ユニフォームが白になった歴史。アイレストホワイトがよい理由」になり、研究を進めました。実際に見せる必要があると思い、会社と掛け合い、ユニフォームを借りてファッションショーまで開きました。教務主任からは「学園祭でファッションショー？聞いたことがない！　聖ルカで？　はしたない！」と言われながらも、実行できたのは、その力を得たからにほかならないのです。

看護を広い視野から考えたいという思いが強かった私は、教科書は読みましたが、患者の病気を理解するために、その人にとってよりよい看護計画を立てるためにと図書館で専門書を読むほうが好きでした。ユニークな看護計画と褒められることはあっても、テストは苦手で再試を何回も受けました。そのうち教務主任から呼ばれ「あなたは勉強しているように見えるのに、テストの点がよくない。勉強の仕方がまずいのではないですか」と言われたこともありました。

それでも三年生までは看護婦の学科を終え、四年生には、「成績は良くないのですが、保健師に加えて、助産師と教職（保健）のどちらも選択したい」とビクビクしながらも希望しました。たいへんでしたが、看護を広く捉えることに大いに役立ちました。

学生時代のこうした視野を広げる努力は、「一歩先を歩けるナース」に近づけることになった気がします。

なぜなぜの看護教育

四年間の看護学を主に教えて下さったのは高橋シュン先生で、とても厳しく、笑わない怖い存在でした。授業中に教室で指されたり、実習中に質問されたりすると、なかなか答えるのが難しかったからです。

というのは、「受け持ちの患者さんはどんな病状ですか？　なぜそんな病状が出ているのですか？　○○の働きは何ですか？　血液検査の結果はどうですか？　○○値はいくつですか？　あなたは、なぜその看護をするのですか？　どうしてその看護が良いと思うのですか？」、このようにいろいろと質問をされるのでした。こうした先生を上級生は、「Ｗｈｙ先生」と呼んでいました。

こうした質問にすぐに答えられなくても、何を学び、何を見たらよいか、看護をする根拠をしっかりと考えなければいけない、ということがわかってきました。

こうした厳しい先生も、私たちが卒業すると、ガラリと変わって、同じ人とは思えない別人に思えました。冗談を言い、よく笑い、涙もろく、幼心を残したとてもかわいい女性でした。「卒業すると、どうして先生は変わるのですか」と質問すると、「学生のときは、教師と生徒かもしれないけど、卒業したら皆同じでしょ」とおっしゃるのには驚きました。この傾向は、どの先生も同じだったのです。

私たちが受けた教育は、米国製という感じでした。実習に使用する用具も皆初めて見る物ばかり、それもカタカナ語なので覚えるのに必死でした。つまり、枕↓ぴろー↓ピロー↓Pillow、になって行く感じでした。それが続くと、今受けている教育のもとになった国、米国を見てみたい、米国に行ってみたいと思うようになりました。それはとんでもなく高いハードルでしたが、動いてみると、道は開けるものだと思いました。まず自分から発信する、動くことの重要性を感じました。

米国での体験が自己確立のはじまり

一人で行った収穫は大きい

大学を卒業したばかり、看護業務の習得も不十分、看護師の役割の認識も不十分という状態でしたが、私が受けた大学教育のもとになった国が見たい、という気持ちにぴったりの「交換看護婦プログラム」がニューヨークにあるコロンビア・プレスビテリアン・メディカルセンターにありました。

父の助言もあって、船とバスを利用してニューヨークへ行くのに一か月かけました。出発前に全行程の日程をつくり、宿泊地になるＹＷＣＡへ手紙を出して宿泊の予約をとり、各地の観光も計画して行きました。

船は一九六九年九月九日、最終航海となったプレジデント・ウィルソン号の三等客室（六人部屋）で、横浜港出港、ハワイ経由、サンフランシスコ着一三日間でした。バスは当時売り出されていたグレイハウンドバスのアメリカ周遊券（九九ドル）を使用しました。二週間をかけてあちこち観光しながら一人で行きました。

よく事故に遭わずに無事に行けたと思います。この一人で行った約二年間の米国生活で得た収穫は、とても大きいものです。当り前のことが、その地に身を置くことによって実感できたこと、それが一番の収穫でした。その実感は体験しないと、なかなか理解できないものです。単に看護という分野だけでなく、米国の総合理解へ、さらには私自身が生きるうえで、自分の考えをしっかりもつ大きな自信になりました。

文化と歴史の上に成り立つ看護

プログラムの企画と実施に当たったよき指導者ミス・レイナーに会えたことは、とても幸運でした。

プログラムの目的は、各国の資格看護婦を米国に招き、米国の文化を見せ、病院を見せ、看護の実態を体得し、母国に戻って、学んだ内容を母国の看護の向上に役立てることでした。クラスメイトは九か国から集まった一九名でした。

水曜日は一日クラスで、他の四日間は病棟で過ごしました。クラスは、当初は病棟で困らないように看護用具や看護手順を見せたり、略語の説明などに始まり、労働組合の人や保険会社の人を呼んで話を聞いたり、外での多様な見学もありました。例えば、ニューヨーク市内の特殊な病院、看護学会への出席、周辺にある製薬会社、エジソン研究所、バージニア・ヘンダーソン女史[註]の家の訪問もありました。また、感謝祭、クリスマス、イースターなどの休暇には、米国の家庭へ招待されたり、文化の中心地であるニューヨークのさまざまな文化的催しの紹介にも熱心でした。

このプログラムによって、米国の看護は国の文化と歴史の上に成り立っていることを体得できました。それは、看護行政に携わる立場になったときと、今実施している中国内モンゴルでの活動の根源を成すものとなっています。

註　バージニア・ヘンダーソン女史：一八九七〜一九九六、米国の看護師、看護研究者、看護理論家。看護教育の指導者としてナイチンゲールに次いで有名。『看護の基本となるもの』は看護師にとって必読書。

最期のまなざしとの出会い

学生時代に五人の外国人患者を受け持ちました。クラスメイトと比べて多い数です。アメリカ人三名と、オーストラリア人、フランス人でした。実習全体からみても、多くの患者を受け持っていませんが、少ない経験の中でも、病気と闘う姿勢に日本人とは違う印象を受けました。非常に感覚的なものですが、病気や死と真正面から向かい合い、たくましく生きているといったもので、この人だけだろうか、皆そうなのだろうか、どうしてだろうという疑問をもったのも、米国に行って見てみたい理由の一つでした。

米国の病棟で会った患者は、日本で感じたのと同じように、皆一様にたくましい姿がありました。東部のニューヨークでも二年目に行った南部のヒューストンでも、それに男性も女性も子どももまでにも感じたのです。

特に、死に立ち向かう潔さは、生と死がつながっている。感謝して亡くなっていく様は、淡々と生きた最期の証のようで感動的でした。

ヒューストンのＭＤアンダーソン癌研究病院であった二人の患者は印象的でした。

一人は、高齢の男性患者で、夜勤になって初めて会いました。家族との話し合いで延命処置はすべて打ち切られていました。最期のときを迎える人には見えない、しっかりした顔でした。夜勤に入って私が受けた指示は、五分ごとの見回り、といっても、バイタルサインを測るものではなく、単に外見の様子を観察する程度でした。彼の四人部屋に、私は頻繁に見回りに行きました。

痰がからんでいるので吸引すると、笑顔で「ありがとう」と言います。毎回傍に行くと、言葉は何も言いませんが、微笑みで応えてくれました。いくら水を勧めても一滴も飲まず、頑固に断り続ける様は自ら進んで死を選んでいるようにも見えました。そして何回目かに行ったときには亡くなっていました。

彼が最後に会ったのは私でした。どこの誰だかわからないアジア系のナース、初めに日本人と自己紹介していましたが、ほんのちょっと会っただけの私に、顔を見るたびに毎回毎回微笑みで応えた、あの態度はどこからくるのだろうか、どうしたらあんなに自然でいられるのだろうかと思ったのです。

もう一人は、スペイン系の女性で、白血病の治療を受けていましたが、脳に転移して亡くなりました。自分の死を予感し受け入れている様子は、聖書を読み、穏やかな表情からわかりました。私のことをとても気に入ってくれて、毎日のように「もし私が死んだら私のクリスチャンネームをあげる」と話すのでした。そして亡くなる少し前に会ったときの眼は、今までに見たことのない穏やかな眼でした。もう話をできる状態ではありませんでしたが、「私はもうすぐ死んでいくのよ。わかっているでしょう？ 私の人生は良い人生でした。あなたはまだ若いのだから、良い人生になるよう頑張ってね」と語りかけられているようでした。自分の人生に満足し淡々と死を迎える姿に、思いを後につなげていく姿に感動しました。彼女の意思を受けて私は帰国後、洗礼を受けました。

この経験は卒業後二年目のことです。生きていくうえで、これから臨床経験を積んでいくうえでも、がっしりと心の底に刻み込まれ、ゆるぎない自信になりました。

後日、米国での体験は、『アメリカ看護を学ぶ』（玉川大学出版部、一九七七年）として出版しました。

高齢者看護をめざす

帰国後は看護師としてきちんと臨床経験を積みたい、外国へ行くと日本を知らないことに気づき、もっと日本を知りたいとも考え、京都市立病院に二年余勤務しました。

その後は東京に戻り、結婚しました。祖母との生活の影響もあり、これからは高齢者看護であると考え、東京都養育院付属病院[註]に、一九七六年五月から勤務を始めました。

当時の実家では、両親と祖母とで、「寝たきりにはなりたくない」「寝たきりになったら終わりだ」とよく話題になることがありました。その頃の私は、そんなことはない、心のもち方で何かできるはず、と思いながらも、反論する知識はありませんでした。でも「寝たきりにはなりたくない」という思いは私自身にもあり、多くの高齢者から聞かれる言葉として、ずっと気になってきました。

当時から既に全国の病院には寝たきり状態の患者が多く、そのことは本人にはもちろん、お世話する側にとっても、心身に受ける負担はきわめて大きく、重要な社会問題としてクローズアップされ始めていました。

養育院はそのような状況を打破するため、先駆的なリハビリ部門を中心に、「寝たきり老人を起こそう」とのスローガンのもと、研究と実践に邁進していました。私自身も、リハビリ病棟、看護教育科、整形外科病棟、手術室に所属し、東京都老人総合研究所の看護学研究室の活動にも参画し、患者を起こす側としての経験を積むことができました。
この間には、高齢者看護の本の分担執筆、高齢者のお世話を見せる看護の映画やビデオへの出演、福祉展示会では看護技術のデモンストレーション、訪問看護の基礎データづくりなど、先駆的な仕事にもかかわることができ、いずれも看護行政に携わるときに大いに役立つことになりました。

註　東京都養育院付属病院：現在の東京都健康長寿医療センター。将来到来する高齢者問題に対応するため、隣接する東京都老人総合研究所と共に一九七二年開設された、日本で初の高齢者専門病院。

新政策を進める問題解決方法

『アメリカ看護を学ぶ』を出版したことによって、「厚生省の看護課へ行きませんか」と高橋シュン先生から勧められました。「成績も悪かったし、自信もない」と、私がブツブツ話すので、イライラしたのでしょう。先生は大きな声で「あなた、何を言っているのですか。あなたは私の教え子でしょう。私の教え子にダメな人は一人もいません。卒業生は、私が責任をもって卒業させたのです。だからあなたは自信をもっていいのです。あなたならできます」と、喝を入れられました。「ハイ、わかりました」と答え、厚生省へ行くことを決意しました。すごい先生だと思いました。

病院勤務から看護行政を司る厚生省医務局看護課の看護婦係長に移ったときは、同じ日本人でありながら、カルチャーショックがありました。周囲は男性ばかりで、男社会であること。厚生省は患者や医療の味方であると思っていましたが、それが甘い考えであったこと。今までの病院の中ではツーカー的に理解していたことが、なかなか通じないことがわかったからでした。

一九八一年当時の看護課の職員は一二名、その中で女性は看護技官五名（課長、補佐、係長の保健婦、助産婦、看護婦）と、男性事務官七名（補佐、総務係二名、会計係三名、企画調査一名）でした。

政策は予算で動いていますから、何か新しい政策をするときには事務官を説得し、了解を得ることが必要です。やっと課内の了解が得られても、その後には医務局内の説得や局長の説得と了解が必要になります。

看護職の中核をなす保健師助産婦看護婦法（名称は当時）は厚生省看護課の所管ですが、

看護教育を変えようとすれば文部省とのすり合わせが必要となり、厚生省だけで解決できる問題ではありません。

こうした状況に早く慣れたのは、医療とは関係ないエンジニアである直志と結婚していたからで、お互いの職場の話をし、看護の理解へ向けた説得の日々のおかげだと思います。看護行政の中枢にいる以上、私が近くの事務官を看護の理解者にできなければ何も進まない、と肝を据えました。

看護課での約九年間には多くのことを学びました。中でも看護政策を進めるには、多くのつながりの中で動いているのがよく理解できました。国会議員をはじめ他省とのつながりでは、大蔵省（政策遂行の予算）、文部省（看護教育）、外務省（ＯＤＡの看護協力）、法務省（看護職の入国関係）、総務省（県立、自治体病院や学校）、人事院（看護職の給与）、各都道府県の看護関係担当者、医療関連団体では、日本看護協会、日本医師会、日本赤十字社、済生会、労働事業団などです。このことは反面、方向転換や何か新しいことを進める場合は、このつながりへの説得が必要になってくるわけです。

看護課のルーティン業務には、看護関係予算の作成、国家試験の実施、看護学校の指定がありました。その中で、新しい内容としては、看護体制検討会、看護制度検討会、訪問看護の開始、看護教育カリキュラムの改正、国家試験の改正がありました。

こうした業務を進める中で一番の学びは、新しいことを始めるときの問題解決方法でした。

政策とは現在の状況の問題点をどう認識し、将来をどう予測しているか、その将来に対して最善と思う方向へ導くことです。数学のように明確で正しい決まった答えがない状況の中で、どうやって方向性を導き出していくかということです。そのときに要求されるのは、何とか問題を解決したいと思う熱意と、決断力と勇気で推し進める強い意志であると思いました。どうしたらよいかをよく考え、目標を定めること。それも歩きながら考え、今最善と思われる結論に向かって手探りで自信をもって歩くこと。それがダメだったらそのときにまた最善の策を考える。これらをグズグズせずに早く決断しながら勇気をもって前に進むことでした。具体的な政策が実際に表面に出るまでには、このような見えないたいへんな努力がありました。政策決定の段取りを理解できたことは、とても貴重な体験でした。このときの経験は私にとって、その後に新しい課題に遭遇するたびに、どうやって解決したらよいかを考える基本になっています。

医師の指示は屋根の下から大空の下へ

新しい制度が模索段階から実施に移されるまでの全過程に携われた経験として記憶に残るのは、訪問看護を始めるときのことです。動き出せば当たり前になってしまいますが、従来の「医師の指示」の考え方からすると、屋根の下（病院内）でしか出せなかったのが、病院外つまり大空の下でも出せるようになった劇的な変化で、看護の新しい時代の幕開けでした。

現在の訪問看護ステーションは六二一五か所、[註1]まだまだ目標には足りない状況ですが、「訪問看護」の始まりは、一九八七年に全国七地区をモデルとして医療処置の検討がなされ、翌一九八八年の訪問看護モデル事業（一一市町村）になったときでした。

関連の法律や診療報酬との関係などは他へ譲り、ここでは訪問看護の実現を目指した舞台裏の動きを少し記したいと思います。

厚生省から提出されたさまざまな報告書に、今後の医療に向けて在宅ケアの必要性が提唱されていますが、看護課として明確な意思表示がされたのは、一九八二年発表の看護体制検討会報告書[註2]に「在宅ケア体制」と記されたときである、と私は認識しています。これは政策を進めるためには、非常に重要な意味をもちます。報告書に書かれる内容は、前述したとおり看護課はもとより医務局内の合意が得られているからで、看護課の方針としてその方向へ行くということであり、大きくいえば厚生省が訪問看護の方向へ舵を取りますよ、になるわけです。それを受けて一九八七年に看護制度検討会報告書に[註3]「訪問看護師の育成」が示されました。

この一九八二年から看護制度検討会が発足する一九八五年の時代は、医療をビジネスにしようという社会の動きがあり、医務局指導課にさまざまな問題が持ち込まれるようになりました。こうした状況を受けて、ビジネスにするならばきちんとした法律のもとに実施できるように指導を、と一九八六年に指導課に「医療関連ビジネス室」が併設され、私は室員の併任となりました。

私が対応した相談は、社会の在宅ケアに対する要望をいち早く読みとった、今まで医療とはまったく縁のなかったような銀行、商社、民間企業などが、訪問看護をしたいというものでした。多くのケースは、看護師の業務は国家免許をもっていること、看護業務には療養上の世話と診療の補助があること、診療の補助は医師の指示が必要といった基本的な説明で、医療行為や看護行為の認識の甘さを理解し、引き下がりました。

その中で、大病院のＩＣＵで看護を担ってきたベテラン看護師・村松静子さんから「退院していく患者さんの看護をしたい」との申し出がありました。病院勤務でできていることが、退職したり独立すると、同じ看護師なのになぜできないのか、という実に素朴な疑問が投げかけられたのです。

一番の問題は「医師の指示」をどう考えるかでした。当時の解釈は、同じ病院、同じ組織に勤務する医師と看護師の間には信頼関係があるから、指示を出せる。病院を退院した患者の自宅に出向いたとしても、同じ病院の看護師が看護するのだから、指示を出すのは構わない。しかし、別組織、外部の見ず知らずの看護師に対しては、その看護師の技術や判断力などの力量がわからないので、信頼できない。信頼できない者に対しては、医師は指示を出すことはできない、というものでした。

考えてみればおかしな話です。この考えでいけば、訪問看護は永遠に病院からしかできないわけで、今後の超高齢社会と、医療処置を抱えて退院する患者が多くなることを考えれば、病院とは別の外部の看護師でも、患者の自宅に行って訪問看護ができる体制にしなければなりません。それにはどうしたらよいか、医事課、指導課と総務課の医師と法令担当者と何度も話し合いを重ねました。

医師が指示を出せない理由が「信頼関係がない」というならば、信頼できる条件をつくりあげることにしたのです。

①医師が指示を出せる条件とは、看護師が患者の家庭医になる医師に挨拶に行き、自己紹介と、患者の状態を把握して看護計画を示し、医師の納得と了解が得られていること。

②医師が出す指示書の書式、指示の書き方と受け方の例を示したこと。基本的には、直接会って指示を出してもらい、指示を受けること。
③訪問看護でよく実施されるであろう診療の補助を七つに限定（筋肉注射、点滴の開始と終了、バルンカテーテルの挿入・洗浄・交換、吸引・気管カニューレ内筒の洗浄、褥瘡の手当）し、その具体的な看護手順を示したこと。

こうして作成した指示書と診療の補助の看護手順を実際に使ってみる目的で、まず協力してもらえそうな七市町村から一九八七年に訪問看護としてスタートを切りました。細部にわたる書式や看護手順づくりへの話し合いが、気楽に、しかも何回も続けられたことを今振り返ってみると、厚生省の方針とはいえ、担当者それぞれに「なんとかして訪問看護ができるようにしたい。やるとすれば今しかない」という強い思いと、コミュニケーションの良さがあったからだと思います。新たな難題に立ち向かうときには、いつもこの体験を思い出します。

註1　訪問看護ステーション数：中央社会保険医療協議会調べ。二〇一二年七月現在の数。
註2　看護体制検討会：一九七八年～一九八四年七月　厚生省医務局長の私的諮問機関。
註3　看護制度検討会：一九八五年三月～一九八七年六月。

看護の理解者を多く得て看護を変える

一九八九年七月の参議院選挙に、清水前看護課長は石本茂参議院議員の後任、看護の代表として出馬し、自由民主党の比例代表一位で当選されました。清水参議院議員から「公設第一秘書になってほしい。政策面の担当を[註1]」との要請を受け、私は九月から今度は立法の場に移ることを決心しました。

というのは、看護行政に携わって、看護の向上を図るためには、厚生省だけではできないこと、各省庁にわたる関係を調整できるのは政治の力であることを理解していたからでした。清水議員は、看護課長として最もそれを感じた立場にあり、これから看護の向上や変革を試みるならば、私自身の力不足を自覚しながらも、少しでも力になりたいと思いました。

政治の世界は、行政の中よりももっと、看護の理解者を増やすことは厳しい状況でした。それでも多くの国会議員に看護問題を理解していただくことによって、看護職に関するよりよい法律が整備され、予算が確保され、政策の実施が可能になるのです。清水議員は、比例代表一位という期待に応えるため、「看護を理解する国会議員づくり」を戦略的に進めました。決して焦らず、正攻法をとりながら、複合的、多面的でかつ創造的に取り組んだのです。

例えば、会合のもち方は、①省庁の概算要求や予算編成に反映されるように適切な時期を選んだ。②各週ごとに開催し、時間をかけた。③一会合では、一テーマに絞った。④テーマに合わせて関係省庁と関係団体を招いた。⑤最初に、看護技術者対策議員連盟で「看護職員不足の解決に向けての提言」をまとめた。⑥提言は、看護問題と現状をコンパクトにまとめて小冊子を作成し、議員連盟の国会議員に配布した。⑦次に、より権限のある社会部会看護問題小委員会を開催し提言をまとめた。⑧並行して若手議員を主体にした「看護婦さんと語る会」を開催し、新人・中堅ナース・師長・看護部長を招いて話し合った。⑨大学校、療養所、ホスピス、夜勤勤務、精神病院などの視察を行った。⑩自由民主党内では委員会、地元では各都道府県の看護協会と看護連盟との相互連携プレーを行った——などでした。

この一つずつを着実に実施して、看護問題を理解する国会議員を増やすことに成功しました。そしてその大きな力が、「看護職の人材確保法」[註2]につながったのです。この法律によって、看護職不足の解消と看護の質を向上させる道筋をつけ、看護の日や看護週間が生まれ、看護関係予算の大幅増額、ナースセンターの設置、看護大学の増設、訪問看護を後押しすることになりました。

看護行政から立法へ移り、厚生省看護課でできなかった政策が政治の場でできたことを、清水議員の秘書という立場で身近に体験できたのは、貴重な経験でした。

註1　公設秘書（第一と第二秘書の二名）は、一九九五年に政策担当秘書が誕生し、三名となった

註2　看護職の人材確保法：正式名称は、看護師等の人材確保の促進に関する法律。平成四年（一九九二）六月成立。

書くことは体験を自信につなげられる

著述業として何冊も本を出版した父から、「いろいろな経験をしても、書かなかったら自分のものにはならないよ」と、よく聞かされました。自分の血となり肉となり、身体に刻み込まれ、自信にまでするには、文章を書かないとだめだ、と言うのです。大人になってから聞いたのですが、私がこの言葉を本当に理解するのは、ずっと後になってからのことです。

大学卒業の秋、交換看護婦として渡米した約二年間は、後で記録をもとに本が書ければいいなと思っていましたから、病院での研修の必要項目はきちんと記録していました。それは自己流でしたが、5W1H（いつ、どこで、誰が、何を、なぜしたか、どうやって）は、きちんと書くことを最低限と考えて患者の名前、年齢、性別、入院時期、治療経過、退院時期、その時々に何を感じたかなどを、毎日書き留めていました。特に何か問題と思ったことは、できるだけ早い時期に、その経過を具体的に書き、自分の考えをまとめるようにしていました。

帰国すると父は、こんなことを言いました。「体験をきちんとまとめて、本にしなさい。そうすることは、晴子にとって必要なことだよ。必ず大きな力になるから」と。本はそう簡単にできるものでもないのに、と思いながら、とにかくやってみることにしました。

何しろ初めてのことですから、本になるまでの作業は大変でした。①米国で書いたノートをもとに、米国で体験し感じたことすべてを、新しいノートに書き直す。②内容別に分ける。③時系列に並べる。④自分の言いたい、書きたいことを選び出す。④目次らしきものをつくる。⑤目次に添って、原稿用紙に書いてみる。大体千二百枚になりました。

この時点で父に、削除したほうがよい内容、全体の構成を見てもらい、再度書き直して六百枚程度にしました。それからは父が再度の削除と修正を行い、出版社にもち込みました。出版は帰国から六年後になりました。

これらの作業を通して、ものすごい勉強をしました。大変な時間と労力がかかり、その間にはいつも頭の中にピタッと貼りついて離れることがありません。どうしたら上手く伝えられるかを考えているのです。目次の構成、文章の流れや書き方、不必要な内容はないか、追加すべき内容は、などです。これを続けていくと、私が米国で学んだことは何かがはっきりし、私自身の問題点が明確になり、これからどうするか、どうやって活用していくかが鮮明になった気がしたのです。ああ、これが父の言う「体験を自分の自信につなげる作業だ」ということを体得しました。

たとえ一回でもきちんとやり遂げられた作業は、長い時間をかけた緻密な作業だけに、ちょっとやそっとでは忘れるものではありません。確実に私自身の道を歩ける自信になりました。

6

近代医療の恩恵により再度問われた生き方

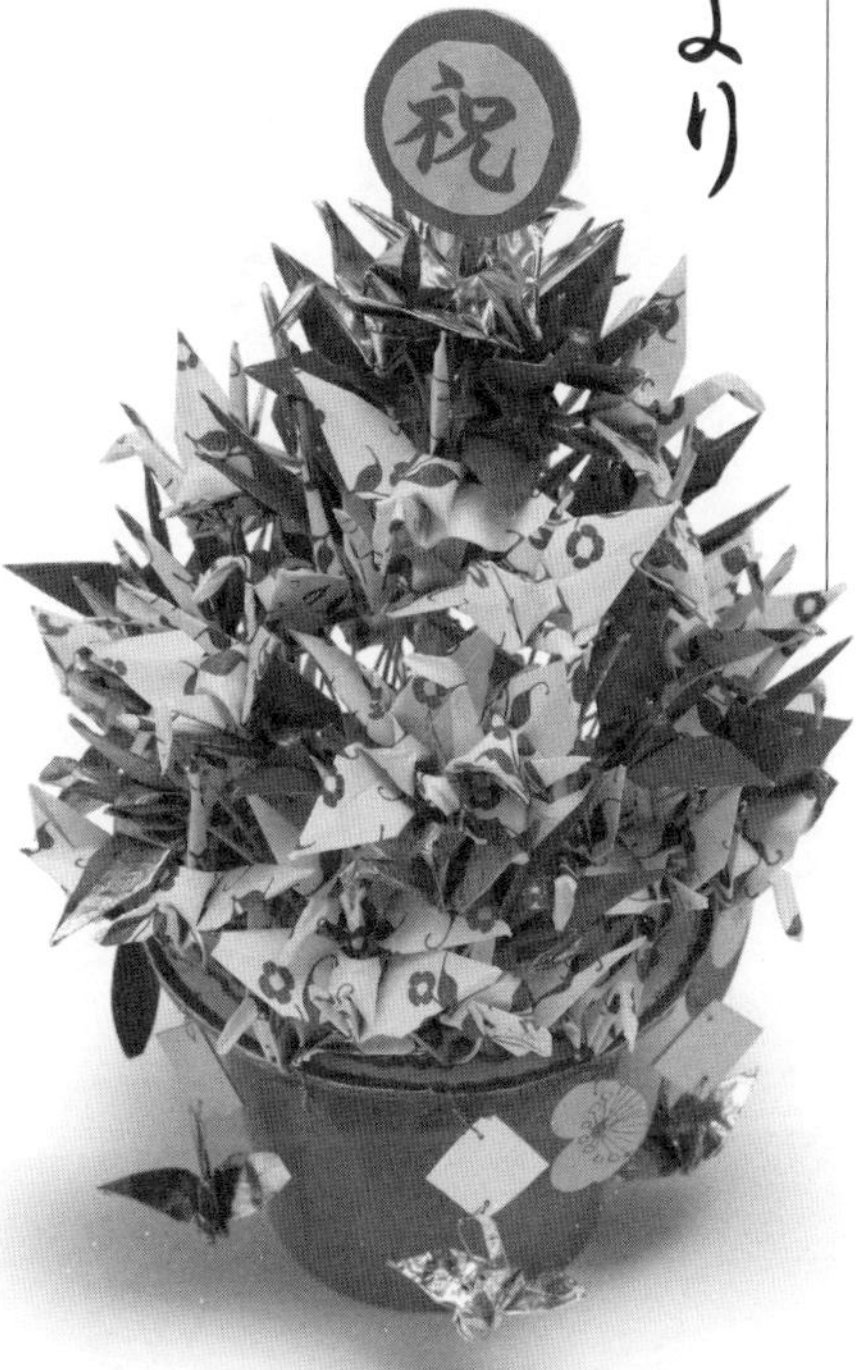

腹腔鏡下S状結腸癌摘出術を受けて

真摯な対応の救命救急センター

中国の活動現地の冬はマイナス三〇度にもなるので、私たちの滞在は春から初冬にかけての四月から一〇月です。そのため日本での冬は充電期で、報告書づくり、翌年の助成金の申請準備、あるいは現地の秘書を日本に招聘して、自前の日本研修を実施することなどに当てていました。その間に私は、再び日本の近代医療の恩恵を受けて助けられ、新たな人生を送ることになったのです。

二〇〇六年二月一四日、一九時半頃、トイレで力んでいると、脱肛とは違うようだが何か出たようだ、肛門が痛い、出血もかなりある、ガスが出ない。どうもおかしい。洗面所に行って手鏡で見ると、びっくり仰天。右手を広げてつかめる胎児の頭ほどの赤いブロッコリー様の物が出ていました。自分では入れられない、病院に行かなくてはと思い、温湯で洗って厚いパッドを当て、チンパンジーが歩くように腰をくの字に曲げ、床を見て歩きました。

その晩、直志は現地から招待した秘書と二人で友人宅に泊まりに行き、私一人でした。わが家のマンションは一階に降りれば、手を挙げてすぐタクシーに乗れます。タクシーのソファに横になって、近くの大学病院の救命救急センターへ行ってもらいました。

二〇時に救命救急センターに着くと、フロアいっぱいに患者が待っていましたが、長く待たされた感じもなく、診察を受けられました。

救命救急センターの利用は初めてでしたから、スタッフは張りつめてキリキリしているのではないかと思い込んでいました。予想外の静けさと医師や看護師の穏やかで親切な対応に驚きました。左側臥位になって腰を突き出した状態で、肛門部を見た医師は、静かに「これはたいへんでしたね。癌ですね、このままにはできないので、取りあえず中へ入れましょう。これは脱肛より珍しい腫瘍で、約五×五センチありますね」と、言いました。

見てすぐに「たいへんでしたね」と相手を気遣う言葉に、それまで痛い、苦しいと我慢していた思いが、急に楽になりました。たった一言に、どんなに慰められたことでしょう。言葉の魔力にかかったようでしたから、続く「癌ですね」に対しても、私自身見ているだけに「そうだろうな」と、すんなり受け入れられたのです。

また医師は、「ちょっと申し訳ないのですが、珍しい症例なので、他のスタッフにも見せたいと思うのですが、いいでしょうか」と、あくまでも礼儀をわきまえたお願いをされました。それまでの経験では、患者の了解もなく、次々に勝手に入って見る状況が多いと思っていましたから、これも驚きました。私は「どうぞ」と答えると、何人かのスタッフが「失礼します」と言って入り、「ありがとうございました」と言って出ていくのでした。ある人はやはり「たいへんですね」と言ってくれました。

救急救命センターの受診は、初診で初めての患者がほとんどだと思います。こうした礼儀をわきまえた対応に、えらく感心しました。

肛門から出た塊を中に押し込むのは、なかなか難しく、無理と思った医師は、消化器外科の当直に連絡すると、中堅の医師と研修医が駆けつけてきました。「これはたいへんだね。ちょっと痛いけど頑張って」と言いながら、少しずつ時間をかけて中へ押し込むことができました。腰の下に敷いたシーツは、かなりの出血でドロドロになっていました。「今晩帰宅できるかどうか、貧血が心配だから採血をする」と検査結果を待ち、「貧血は大丈夫だ。ヘモグロビン値は一一・二だから、今晩は帰宅していいですよ。明日は必ず外来受診して下さい」と指示されて、自宅に戻りました。

チンパンジー歩行から解放され、まっすぐに立って歩けることが、いかに有難いかを思い知らされました。帰宅すると、二二時半を回っていました。便意があってトイレに行くと、処置後に溜まったと思われる出血が、固まって出ました。さらに、〇時、三時、六時にも同じように血の塊が出ました。出血が続いているようで、治療の必要性を納得しました。

癒された多くの言葉

翌日の消化器外科の診察から、病院通いが始まりました。肛門診と肛門鏡によって、かなり奥に腫瘍が見られること、入院は三月一七日、手術は三月二四日に決定。それまでに正確な部位の確認と身体的な準備として検査（大腸内視鏡検査、大腸注腸造影、胃カメラ、CT肝～骨盤腔、CT胸部）を進めること、出血にはポリテリザン軟膏注入、入院までは食事に注意、緩下剤を服用して詰まらないようにすることでした。

大腸内視鏡検査の担当医師は、「これはかなり大きい癌ですね。生検で一部細胞を採取しましたから、正確なことは結果が出てからになります。しかし、外に出てくるということは、根を張っていない段階だから、あんまり心配しなくてもいいと思いますよ」と、とても安心させる言葉と対応でした（腫瘍は一か所、鵞卵大）。

もう一三年前とはいえ、拡大胸腺摘出術の術後に起こったフニャフニャ感がいまだに忘れられず、もうあんなにはなりたくないという気持ちが強くありました。手術をするなら、前に手術した病院でしたい。まだ根を張っていない状況なら、少し民間療法で小さくする試みをしてみようか、という考えもありました。

入院予定日の前々日に、予約なしで外来を受診し、手術の見送りを申し出ました。理由として①生検結果で癌細胞が認められなかったので、腫瘍の縮小に努力し、二～三か月経過を見たい。②重症筋無力症は緩解期とはいえ、手術はできるだけ避けたい。③この一か月、左上腹部に違和感（腫れ、重苦しさ、食後の鈍痛）が気になる、の三つを挙げました。

医師はきちんと応えてくださいました。①これは絨毛腫瘍（villous tumor）で、生検で癌細胞が認められなくても、癌であることがある。このタイプの腫瘍は縮小することは百パーセントない。②二～三か月経過すると、癌の進行や転移も心配である。さらに、癌による症状の悪化（閉塞、出血、低栄養）により、手術のリスクが高くなるだろう。しかし、私の要望を受け入れて下さり、入院と手術は中止となりました。

さらに、今後への希望として、「神経内科の先生は、重症筋無力症は専門でないからとおっしゃいました。もし手術をするなら前の病院でしたいのですが、紹介状を書いていただけないでしょうか」とお願いしました。

これについても、主治医は反対することもなく、嫌な顔も見せずに「心配はよくわかります。紹介状を書きましょう。今までに行った検査データとフィルムは全部お渡ししますから、持って行って下さい。終わったら返してくだされぱいいですから」と実に気持ちよく了解して下さいました。

救急救命センターでの対応から始まって、内視鏡検査での対応、そして入院と手術の中止、転院の要望を聞く対応と、いずれも礼儀をわきまえた感じのよいものでした。患者が主治医に話をすることは、かなり勇気のいるものです。まして話すタイミングや内容は、かなり切羽詰まった状態であることが多いと思います。私自身そうでした。そうしたことを十分に知ったうえで、嫌な顔をせず、反論されなかったことは、本当にホッとしてどんなに慰められたかわかりません。

「これだから患者は困る……」

それに反して、転院後の対応にはビックリしました。

三月二九日、紹介状とたくさんの重たいフィルムを持って、以前に拡大胸腺摘出術を受けた病院に行き、消化器外科を受診しました。この病院は腹腔鏡下手術でかなりの実績をもち、B部長は患者の間でも有名なことから、全国から詰めかけている状況でした。私の場合、有名な医師がいるから受診したのではなく、たまたま前の病院をめざして受診したら、B医師だったということです。

B医師は、私が持参した紹介状を見ながら「四月二六日に手術をしよう。入院は一七日だ」とおっしゃいました。私は、できれば民間療法でもう少し小さくしてから、手術をしたいとも考えていたので、理由は言わずに「もう少し待っていただけませんか」と言いました。すると、「なに？　子どもじみたことを言うんじゃないよ。癌だよ！　ここに書いてあるじゃないか！」と左手に紹介状を持ち、右手の指で紹介状を叩きながら一喝されました。これは医師のとる態度だろうかと思いながら、私は、手術だけしてもらえればいい、と意志を固めました。

四月一七日入院、二六日手術（腹腔鏡下でのS状結腸癌摘出術）、予定通り術後一〇日目五月六日に退院、ありがたいことにきわめて順調な経過でした。

摘出した癌の病理検査は、「四・五×四・五×二・〇センチメートル大、ステージⅡ（癌が筋層を越えるが、リンパ節転移はない）で、術後は抗がん剤などの治療も必要なし」の状態でした。

退院後の初診は三週間後、以後は毎月の定期受診がB医師とC医師の隔月交代で始まりました。術後からは排便困難があり、「術後はよくあること」と、C医師の処方によってマグラックス（緩下剤）を服用するようになりました。

二か月後からは、排便時にまた何かが出てしまい、押し込む状況になってしまったのです。それは、日を追うごとに出る物は少しずつ多くなっているように感じました。ともすると、笑ったり、少しお腹に力を入れただけでも出てしまうときがありました。

B医師に話すと、「あなたねぇ、癌を治したんですよ。癌を治したんですよ。死なないですんだんですよ。これだから患者は困る。枝葉末節なことばかり言って」と、びっくりする返事が返ってきました。これでは、「癌から俺が助けてあげたのに、文句あるのか！」とまた一喝されたようで、非常に不愉快でした。パワハラではないか。これが枝葉末節のことだろうか。事実を話しているだけなのに、真面目に聞こうともしない、見ようともしない、まして肛門診をする気などサラサラないな、と私は判断しました。

早々に診察室を出て、気を静めました。手術をしていただいた感謝の念が、吹っ飛んでいました。

一か月後の定期受診日まで我慢をして、C医師に話そうと思いました。入院中もC医師のほうが話しやすく、頼れる存在だったからです。それからの一か月間は、食事の量を減らしたり、外出時は水分しか摂らないように、お腹に力を入れないようにするなど、かなりの調整が必要でした。排便時でなくても、少し息むだけで出てしまう状況にまでなっていました。

次回の診察で、C医師はすぐに肛門診を行い「これはいけない。すぐ入院だ」と言って、入院日は一一月一六日と決まりました。内視鏡下の切除は大き過ぎて無理、手術室で取ることになり、手術は腰椎麻酔で行われ、肛門の少し内部にできた癌を削り取りました。S状結腸癌と同じ物が肛門の内部にできていて、だんだん大きくなったものと思われました。

私の感覚では大きくなる過程は、かなり早いものでした。病理検査では、周辺への転移はないと判断されても、実際に二か月後から別の場所に出始めたということは、頻回のチェックが必要と思われました。翌年の二月には三泊四日の入院をして、手術室で肛門鏡を使用しての確認があり、五月にも二泊三日の入院をして注腸内視鏡検査を行いました。

このことから、患者の話は真摯に聞く必要があることをあらためて考えさせられました。B医師の言うように、実際に見てみると、大した問題にならないことのほうが多く、「枝葉末節」がほとんどなのかもしれません。私のように、手術をしたばかりで、こんなに早く別の場所にできるとは、病理検査から考えても、予想もできない状況だったのでしょう。しかし実際に数は少なくても、私のような事例もあるわけで、相手の言うことをまず聞く、確かめることを肝に銘じました。

ボトックス治療で劇的な改善

快適な生活を取り戻せる

断食療法であふれるエネルギーが得られたものの、その状態はずっと続いていたわけではありません。体力的にはかなり改善しましたが、疲れがたまると、全身の力がなくなって二～三日寝込むということはたびたびでした。自分の体力の限界を知り、調整しながらの生活であることには変わりないのです。瞼のほうも身体の調子が悪いと、開きにくくなりますから、何事も体力をみながらという感じです。

二〇〇二年頃から、首が右を向くという症状も出始め、中国滞在中にも、私が難病を抱えて来ているのを知ると、気にかけていろいろと紹介してくれて、実際に治療を受けたこともあります。特に、重症筋無力研究所（吉林省延吉市。二〇〇二年七月、五四日間）と、地元のシャーマン（二〇〇三年七月、六二日間）から受けた目と首への治療は、忘れられません。いずれの治療も初めてのもので、日本とは異質のものでしたが、実施者の真摯な強い思いと、根気強さには心を打たれました。治療効果は期待通りにはなりませんでしたが、安心と納得できるものでした。

帰国してからも瞼の開き具合が悪く、もう少し新しい使命に向かえるようにと考え、神経内科に、よい改善策はないだろうかと相談したこともあります。そのときは、ボトックス（ボツリヌス毒素製剤の商品名）が可能と思うが、難しいだろうと見送られ、取りあえずアーテン（抗パーキンソン病薬）の服用を始めました。ところが、副作用の口喝がひどいために、服用をやめ、自然に任せることにしていました。

そんな日々を送りながら二〇〇八年になると、左右の瞼とも開きが悪く、首が右を向く、脊柱が右に捻じれて日常生活はとても不自由になりました。

両目が閉じ懸命に開けようとしますから、顔は自然にしかめ面になったり、ゆがんだ状態になります。首は右にグ～っと引っ張られて、常に痛みがあります。顔を真っすぐ前にして歩こうとすると、身体は完全に左を向き、身体をまっすぐ前にして歩こうとすると、顔は完全に右を向いています。歩行がとても奇妙な状態になるわけで、前から来た自転車の人から「なに横っちょ向いて歩いてんだ。危ないじゃないか。まっすぐ前を向いて歩け」と、怒鳴られたこともあります。

周囲からも「たいへんそうだな」と、すぐにわかる状況でした。消化器外科の定期診察日で私の状態をみた主治医は「たいへんそうだね。神経内科はしばらく診てもらってないでしょう。この機会に一度診察を受けてみたらどうでしょう」と、神経内科を紹介して下さいました。

筋電図検査の結果によって、「重症筋無力症は、今は落ち着いて寛解期にあるから、ボトックスを使用する価値があるかもしれない」と、専門医を紹介されました。

全国にも都内にも限られた病院しかないボツリヌス療法（ボトックスを使用する治療、今後ボトックス治療と呼ぶ）を行う専門医は、東京女子医科大学病院の神経内科、大澤美喜雄医師でした。全身けいれんの治療としてボトックス治療の症例数も多く、全国から多くの患者が来ていました。

初回は忘れもしない二〇〇八年六月三〇日、左右の目の周辺と、左右の首の前後に注射を受けました。三日後には、急に瞼が軽くなり、目がパッチリと開くという劇的な効果に驚きました。以前、マイテラーゼ（抗コリンエステラーゼ薬）やプレドニン（副腎皮質ホルモン薬）服用後に、瞼が開いて興奮したのと同じ感覚でした。あのときは数日で効果はなくなり、再び瞼が閉じてしまいましたが、今回は何日も続いて開いているのです。不自由していた一人での外出、読書、パソコン操作、テレビや映画の鑑賞、料理も楽にできるようになりました。瞼が開いていれば何の不自由もなくできるのですから、一瞬のうちに日常生活は普通の人と同じようになったのです。なんとありがたいことかと、感激しました。治療効果があるということは、こういうことなんだな、と興奮しました。

また、たいへんそうな症状と強張った顔を見ていた直志と友人知人も、あまりの改善ぶりに驚嘆しました。

診断名にこだわらないほうがいい

ボトックスはボツリヌス毒素製剤で、筋肉を弛緩させますから、重症筋無力症には禁忌の治療です。新しい病名は、意志に反して身体が自然に動く「ジストニア」の一種で、瞼が開き難いのは「顔面麻痺」、顔が右を向くのは「痙性斜頸《けいせいしゃけい》」という二つになりました。

重症筋無力症の診断名がつけられた当初は、瞼も弛緩している状態でしたが、だんだんと弛緩状態というよりも、ギュッとなってしまう緊張状態や硬直感がありましたから、この新しい病名のほうがしっくりした感じもしました。

顔の筋肉が緩んでくると、表情も変わりました。強張った顔と目の周辺がギュッと閉じている顔から、以前の瞼が開いた自然な顔に戻りました。見慣れた強張ってゆがんだ顔が、鏡を見るたびにこうも変わるものかと嬉しくなりました。

そして、以前から思っていたことを思い出しました。自分の重症筋無力症という診断名については、たまたま近代医療がつけた名前に過ぎない。一番困っているのは瞼が開きにくいということで、私はこれを重視したい、と考えていました。つまり、人間の身体が昨日と今日では同じではない、今日と明日でも同じではないことを思えば、病名や診断名は一応頭に入れておく必要はあっても、頑なにこだわることは禁物である、ということです。

実際には、病気の状態から診断名がつけられ、治療法が決まり、治療が進められます。看護師はどうしてもその病名にこだわる傾向がある気がします。病名を念頭におきながら、目の前の症状に目を向け、患者が最も辛いこと、問題と思っていること、こうなってほしいと望んでいることに注目する努力をしてほしい。それが結局は、患者にとってよりよい看護に結びつくのではないか。今回の体験から、この考えはさらに強くなりました。

ボトックスはとても高価な治療です。私の場合は、注射個所が多い（左右の瞼の周辺と鼻根、まゆ毛の上、頸部の前後左右）ために二本で二〇万円、三割負担の保険適用で、約六万円でした。

また、非常に危険を伴う治療です。使い方によっては全身の筋肉を弛緩させ、特に呼吸筋をやられると死亡につながります。しかし、私の場合は瞼を収縮させている外眼筋に働き、緊張を緩めることによって瞼が開きます。また、頸部も硬く拘縮させている筋肉を緩めて、首がまっすぐになるようにするのです。

瞼という非常に狭く繊細な場所、頸部にしても、嚥下機能を傷害する場合もありますから、頸部は筋電図を見ながら、緊張している部位を確認しながらの熟練した技術が必要です。

治療効果は、一般に三〜四か月と言われ、私の場合、最近は四か月ごとに行っています。治療を始めて早くも五年が経過しました。高価な治療でも、瞼が開いて普通の生活が取り戻せ、もう少し私の使命に取り組めるのですから、本当に有難く、お金には代えられないものです。

母のアルツハイマー病に寄り添って二〇年

目の前の症状に目を向けるべき、という考え方をさらに強くしたのは、母の診断後の経過をつぶさに見続けたことも大きく影響しています。

母は二〇一二年、一七年間住み慣れた有料老人ホームのクリニックで、九〇歳の生涯を閉じました。六九歳頃から老人性うつ症状が出始め、抗うつ薬を飲み、入院治療で改善されましたが、翌年の再入院では「CT検査で脳の委縮が見られ、認知症状が表面に出てきました。アルツハイマー病と思われる」と診断されました。七〇歳のときでした。

それからの数々の展開は、私の予想をはるかに超えるものでした。

＊老人保健施設に入居時のある朝、心肺停止で見つかる。心マッサージで呼吸は回復するが、意識不明のまま、救急車で病院に運ばれる。主治医の「今晩までもたないだろう」という判断をよそに、翌日は意識が回復、何の後遺症も残さず九日目に老人保健施設へ戻った。

＊その後の回復は著しく、一〇か月ぶりに自宅へ帰宅することができた。

＊両親の長年の信念であった有料老人ホームに入居した（父八〇歳、母七三歳）。水泳を習い始め、二五メートルプールをクロールやバタフライで泳げるようになった。
＊「年をとったら二人で船旅をしよう」の夢を叶える世界クルーズに、三回も出かけた。①北半球世界一周七六歳（一九九七年九五日間）。②オセアニアクルーズ七八歳（一九九九年三九日間）。③南半球世界一周八〇歳（二〇〇一年百一日間）
＊以後、転倒による入院手術を繰り返した。①七八歳：転倒⇩硬膜外血腫⇩手術⇩回復。徐脈でペースメーカー挿入。②八七歳：転倒⇩右大腿骨頸部骨折⇩手術⇩回復。③九〇歳：転倒⇩左大腿骨頸部骨折⇩手術⇩リハビリ進まず。
＊八六歳のときに父は他界した。その後ケアスタッフの支援を受けながら、居室で一人の生活を一年半送り、その後ケア施設に移った（八六歳：要支援1、八八歳：要介護1）。
＊最期は、術後の感染症で入院⇩処置⇩老人ホームへ帰る⇩ホーム内のクリニックで死亡。

アルツハイマー病と診断されてから、二〇年も生き延びています。何度もびっくりさせられることがあったにもかかわらず、その回復ぶりには驚きの連続で、ほとんど良好な状態で過ごしたといえるのですから、驚嘆するばかりです。

心肺停止後の回復状況。老人ホーム入居後の回復状況。三回も世界クルーズに参加できたこと（フォーマルな場所があるだけに、かなり良好な状態でないと参加は難しいものです）。

度重なる転倒と高齢による手術でも回復しました。年齢相応の精神的な変化は見られましたが、ちょっと想像できない回復ぶりでした。

それを可能にしたのは、ホームという環境の中で、周囲の住環境とスタッフに恵まれたこと、毎日の運動（一時間以上の歩行と水泳）を楽しみにしたことが考えられます。

私もホームのスタッフも、アルツハイマー病を一応頭におきながらも、目の前にいる母の状態により添いながら、過ごしてきたという思いです。母の様子を見ていると、人間にはまだまだわからない、測り知れない力があることを思い知らされました。

義母の最期の言葉「どうしてわかるの？」から考える

看護のあり方や「一歩先を歩けるナース」を考えるときには欠かせない、貴重な体験となったのが、二〇〇五年九月に義母を看送ったときのことです。義母は、妹夫婦と同居して二二年、義父と死別して一三年後、住み慣れた自宅で、ほとんど医療の手にもかからず、自然に老衰で亡くなりました。享年九一でした。私と直志は最後の二週間を、身近で世話をすることができました。

私が朝の全身清拭を終了し、しばらくゆっくりしていたときのことです。私は義母の手を握りながら、話をしていました。ろれつが回らないということもなく、義母の言うことはしっかり聞きとることができ、普通に話ができました。義母は、「ねえ、どうしてなの。どうしてわかるの？」と何度も尋ねました。私は「今はもう話さなくていいわよ。わかっているから」と答えました。そしてしばらく話さなくなったと思うと、息を吸ったまま、吐こうとしませんでした。亡くなったのでした。

一方、直志に言った言葉はちょっと違いました。そのときの状況をこのように話しています。


「母の世話をしているときに、何度も何度も母が言った言葉は忘れられない。それは『晴子さんは私が言わなくても、何をしてほしいか、私の気持ちをちゃんとわかっている。なぜだろう、不思議だ、まるで神様だよ。直志はいい人と結婚したね。大事にするんだよ』という思いもかけない嬉しい言葉だった。

母は僕と妹がそばにいるときは、水だ氷だ、腰が痛い、横になりたい、などと次々に訴えるのに対して、晴子がそばにいると、何も言わずに実に静かなのだ。我慢しているようには見えず、すっかり安心しきって身体を任せているように見えた。

その理由は、晴子が母のそばにいるようすをよく見ているとすぐにわかった。時間を見ながら、横に向かせる、マッサージをする、氷を含ませる、手を握るというように、母が今どうしてほしいのかを考えながら、言われる前にごく自然に手が動いているのだった。

これが晴子の言う『一歩先を歩けるナース』の実現なのだろうなと思った。」

〔『両親四人　看送りの記』（文藝春秋、二〇一三年）一〇一頁から引用〕

私と直志に最期に言った義母の言葉は、なにを意味するのだろうか、どんなメッセージがあるのだろうか、私はずいぶん考えました。そのとき、約四〇年前近くなりますが、京都市立病院[註]でのことを思い出したのです。

註　京都市立病院：二〇一一（平成二三）年に京都市立京北病院と合併し、地方独立行政法人京都市立病院機構と名称も組織も変更になる。総合病院、五四八床。

「私が勤務した一九七二年から七五年当時は、まだどこの病院も同じようであったと思いますが、病棟は診療科ごとにはっきり分かれておらず、私の勤務先は内科病棟で、循環器科、消化器科、血液科の患者が主でした。

昼に入院した循環器疾患の患者さんは翌朝急変して亡くなる、血液疾患の白血病の患者さんも急変して亡くなる、消化器科では肝硬変で入院期間が長くなる患者さんや腹水の溜まった大きなお腹を抱えた患者さんが亡くなる、といった具合に、亡くなる方がとても多くいらっしゃいました。

それだけに重症患者も多いわけで、日勤（朝八時〜一六時四五分）には人手があっても、準夜勤（一六時〜〇時四五分）や深夜勤（〇時〜八時四五分）には二人になり、チームナーシングで五〇床を二五床ずつに分け、各々が受け持っていました。まだまだ不安いっぱいの私は、夜勤に入るときは「勤務時間帯にどうぞ急変がありませんように。どうぞ○○さんが亡くなりませんように」などと心の中で神様に手を合わせていたものです。誰も自分の勤務時間帯に患者さんが亡くなってほしくないわけです。

終末期の患者さんの部屋にいるときは神妙な顔で、部屋を出ると周囲の患者さんに気づかれないように明るい顔に戻しました。重症患者さんの部屋からは早く出たいなあ、と思いながらも、患者さんと話したり付き添っている家族と話したり。それがだんだんと苦痛になる日々が続いていました。

そしてある日、同僚が言ったのです。「また阿部（筆者の旧姓）さん？」と。そしてしばしば「あら、また阿部さん？」「まぁ、また阿部さんなの」と。初めはまったく気にしていなかったのですが、よく言われるようになったものですから、気になりだしました。

統計をとっているわけではありませんが、同僚一七名いる中で、亡くなる患者さんに対応した看護師が圧倒的に私に集中しているような気がしたのです。周囲ではとっくに気がついて「今日は阿部さんと一緒（の勤務）だから、覚悟しなくちゃ」とか「今晩は阿部さん（の勤務）だから、〇〇さん亡くなるんじゃない？」などと、冗談とも陰口ともつかないことを言われるまでになりました。それらの言葉を聞くと、「なんだか死神みたいで嫌だなあ」と切実に思い、悩ましい気持ちに苛まれました。

この経験は私の心の中に「嫌な思い出」としてずっと長く、いつも留まっていて、何かの機会にフッと思い出すのでした。ところが、義母を自宅で看送ったときに、若いときには考えもしなかったとんでもない考えが湧いてきたのです。以来、考え方が一八〇度ガラリと変わってしまいました。

もしかしたら、私は看取ってほしいナースに選ばれていたのではないか？　人は無意識のうちに、亡くなるときに看取って欲しい人を選んでいるのかもしれない。それならば、病院の中で亡くなるならあの人に、と思うことがあるかもしれない。もしかすると、私は選ばれた看護師だったのかもしれない。

これはとんでもない考えですが、こんな考えがフッと頭に浮かびました。でも、これはうぬぼれなどではない。死神どころか、選ばれた看護師、選ばれた人だと考えるならば、なんと嬉しくありがたいことかと思いました。この考えが浮かんだあとは、長く心に留まり続けていたトラウマがすっかり消えてしまいました。」

［『両親四人　看送りの記』（文藝春秋、二〇一三年）二一六－二一九頁から引用］

直志の言うように、義母が最期に残してくれた言葉が、私の考える「一歩先を歩けるナース の実現」であるならば、ありがたい贈物を二つもらったと思います。

一つは、義母は私のすることに気づいていても黙っているのではなく、はっきり口に出して私たちに言ってくれたことです。私たちは言ってくれたことに対して、とても感謝しています。義母が何も言わなかったら、私たちはこんなありがたい気持ちにはならなかったでしょう。人に伝えることの重要性を感じます。私たちはこれから生きていくために、どんなに力強い支えや勇気をもらったことでしょうか。

二つは、義母の言葉の内容は、私が考え行った看護行為を理解してくれた、評価してくれた、ということです。それは言葉にならない嬉しさです。私自身の難病体験が義母に最期に役立ったのかと思うと感無量です。

なぜそれができたのかというと、それはただただ、義母の今の状態を考え、私だったらどうしてほしいかを考えながら、手を動かしていたにすぎないのです。そこには「無心に」「一心に」という状態があるだけだった気がします。そういう気持ちは必ず相手に通じると思うのです。事実、伝わったのでした。

再度生き方を問われる

二〇〇六年のS状結腸癌の経過と二〇〇八年のボトックス治療による劇的な改善は、少し時期がずれていますが、私は、同時期に捉えています。

これは私に何を教えようとしているのか、どんなメッセージがあるのか。私の出した結論は、これからの生き方についての覚悟を再度問われたもの、でした。

二〇〇六年から二〇一一年にかけての五年間は、私たち家族にとって大きな試練の時期であり、私の重症筋無力症の診断以来の苦難の時期でした。

例えば、直志の入院状況は、次のとおり二年一か月の間に、五回の入院、四回の手術を受け、入院療養は私から直志へ移った気さえしました。

①二〇〇八年一月　前立腺癌による前立腺全摘出術
②二〇〇八年六月　術後の両鼠径ヘルニアによる根治術
③二〇〇九年五月　胃癌による胃二分の一切除術、術後から抗がん剤服用開始
④二〇一〇年三月　術後の腹壁瘢痕ヘルニアによる根治術

⑤二〇一〇年三月　退院後五日目、敗血症で緊急入院、退院後から抗がん剤の服用を中止

また、父（二〇〇七年、享年九三）と母（二〇一一年、享年九〇）が亡くなりました。

これらのいずれのときも私は体調不良を起こさず、入院もせずまあまあの状態を保持し、それぞれへの対応ができたのですから、有難いことでした。

私は難病になって先行きが見えなかった四六歳頃から、すでに人生の大きな折り返し点を過ぎて「下り坂」と意識し始めていましたが、実際には、また元気になるんだ、中国での活動をもっとやらねば、といった思いをまだまだ強くもっていました。そのため、かなり無理をしたことも事実でした。

それを思うと、先の大腸癌では、少し無理をしすぎた心と身体へ自重を促し、これから起こるであろう難局への心の準備もさせたような気もします。

さらに、ボトックス治療で瞼が開いたのは、あくまでも人工的に開けているわけです。普通の生活が取り戻せているのも、一時的なことなのです。しかしこれができているのは、まだこの世の中に私の果たす役割があるからこそではないか、とも思います。これを自覚して生きなさいということを、私に伝えている気がするのです。

私流天地人療法を土台に据えて、必要なときに近代医療を受けながらの姿勢で生きてきました。この状況は、誰もが進展した医療の恩恵を受けられる日本人だからこそ可能である、

という側面があります。こうしたことを、しっかりと見つめ、有難く受け止めて生きたいと思います。

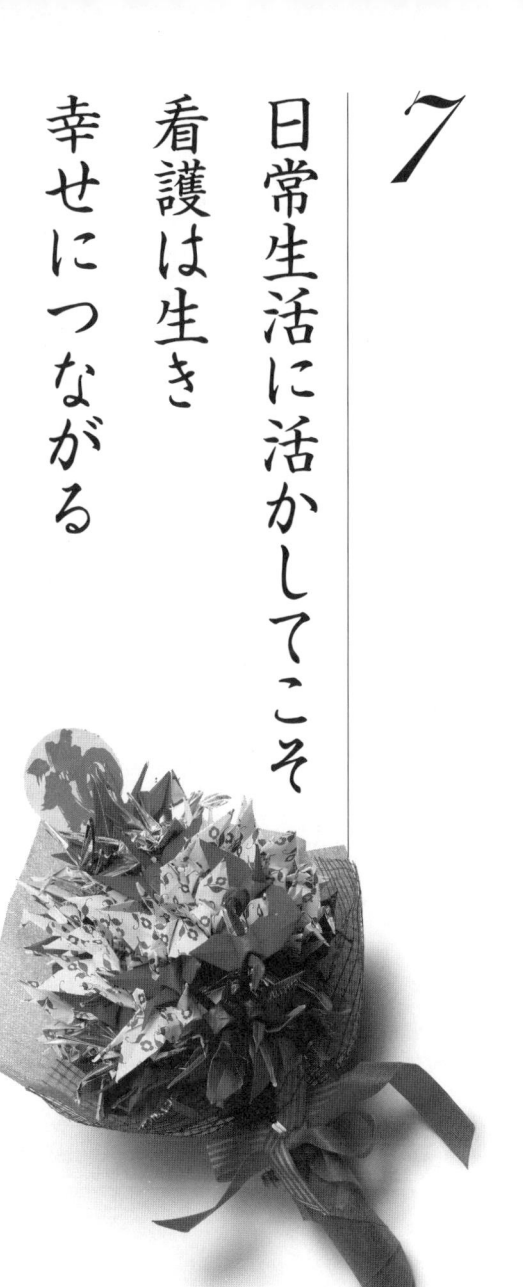

7

日常生活に活かしてこそ看護は生き幸せにつながる

一歩先を歩けるナース

私の期待するナース

拙著『患者になってみえる看護』で示した「私の期待するナース」の考えは、重症筋無力症の診断を受けて六か月の入院と、その後二年余りの自宅療養から得たものでした。

○患者より一歩先を歩けるナース
○患者の病状、その時期に応じた目標を作れるナース
○目標に向かってサポートできるナース

そして、私の期待するナースになるためには、三つの段階があると書いています。

第一段階【患者の病気が看えるナース】患者の臓器や疾患に目がいっている状況の段階です。この中でもいろいろな段階があると思いますし、満足するにはかなりの経験が必要でしょう。しかし、この段階で満足してはいけません。

第二段階【患者を病気をもった人間として看えるナース】患者を取り巻く家族、仕事、経済などの社会的環境が見えてくる段階です。現代病の多くは、さまざまな社会環境が患者のストレスになって病気を引き起こすと言われています。これらを見つめなければ、せっかく退院しても再入院になりかねません。

第三段階【患者の心も看えるナース】患者の生い立ち、性格を踏まえ、患者自身が病気をどう受け止めて、病気を克服するためにはどうやって闘うのか、病気と共にいかに生きるか、または、どう死を受け止め、いかに生きるか。これらの心の問題を抜きにして、真の看護はありえませんし、この段階にきて初めて真の看護と言えましょう。この段階で初めて先の「私の期待するナース」が、見えてくると思います。

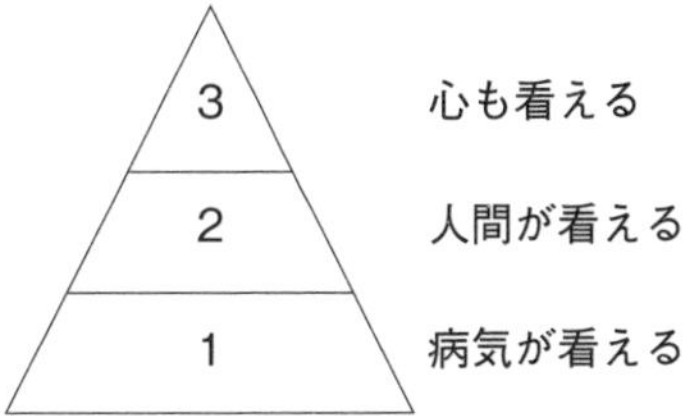

図9　ナースの段階

患者は誰でもこの段階のナースに看護を受けたいと期待しています。重症である患者ほどその期待度は高いと思います。しかし現実には、ナースはこの点に気がついていなかったり、日常の仕事に忙殺されていることが多いのではないでしょうか。この段階には年齢や経験年数がものをいうと、考えられるかもしれませんが、年齢が若くてもこの気持ちをもち、患者に接することが重要なのです。これは専門職であるナースだからこそできることで、もてる知識をフル活用すべきです。患者自身が病気や死を乗り越えて生きていく、そのお手伝いができるのはナースです。

その後、一七年をかけたセルフナーシングの実践と、私流天地人療法の実践を通してもこの考えは変わらず、その思いをさらに深めています。それどころか、門外漢と思われる中国の沙漠化防治活動にも、看護の視点が応用できていることを思うと、「私の期待するナース」の考え方は何にでも応用できるわけですから、ますます強くなっているのです。

相手を思い行動することが看護の原点

義母が私の看護を評価してくれた、それを直志が「一歩先を歩けるナース」と同じだと思ったことをしっかり踏まえて、あらためて「私の期待するナース」を考える機会にしたいと思います。

家族関係について、私はお互いに協力し合い、ときに応じて一歩先を歩ける存在でありたい、と願っています。子供のころは両親が一歩どころか、いつも先を歩いて導いてくれたおかげで、私は大きくなれました。結婚すれば、夫婦一緒に助け合いながら歩き、どちらかが弱い立場や病気になれば、どちらかが一歩先を歩くのは当然のことです。

結婚後の両親とのつき合い方は、先を歩いて引っ張ってもらう存在から見守っていてくれる存在になったと思いましたから、私たちが幸せになることが第一で、幸せな状態を見てもらうことを心掛け、心配をかけないようにしました。ところが、私が難病になり、両親には本当に心配をかけてしまいました。ですから、回復しなければと思いましたし、回復を喜んでもらえました。私が先に逝くのではなく、両親を看送ることができてよかったと思っています。

そんな日常で心掛けていたことは、楽しい思い出づくりでした。何か面白いことがあったら知らせる、何かおいしい物を見つけたら贈るとか持参する、春秋のお彼岸や誕生日には、祖母の直伝である「ばら寿司」をつくって持参するとか、私の料理で食事をするとかを頻繁にやっていました。

これらを考えるのは、私にとってとても楽しいことでした。考えようによっては、なんと手間暇とお金のかかる、面倒なことです。しかし、今考えると、この手間暇とお金がかかること、相手のことを思っての行動こそが、看護の原点じゃないの、と思うようになりました。それが信頼につながっていくのです。この日常生活の延長線上に、義母の最期の言葉があったわけで、突如として出てきたのではないと思います。そこが重要な気がするのです。

相手のことを思って行動することが看護の原点であるのに、看護技術の習得ばかりに目がいってしまう傾向を感じます。そうなると患者の心は見えなくなります。学生時代に、先生が「看護技術を学ぶときは、順番で覚えてはいけませんよ。なぜこの技術を学ぶのか、患者の身になってどうすれば楽になるかを考えれば、おのずと何が必要物品で、どうすればいいかの順番はわかりますよ」と、教えてくださったことを思い出します。
「相手のことを考える」に関連するのではないかと思われる、興味深い記事を最近の新聞で見つけました。それは、米国の研究者が発表したもので、なるほどと思ったのです。

ペンシルバニア大、イェール大、ハーバード大による四つの実験で、子供を励ます言葉を書くというような、小さくても人のためになる行為をしたときに、被験者の時間に対する心の余裕が増大した。誰かのために時間を使うことで、自分に余分の時間があるように感じたのだろう。無駄に時間を使ったり、自分のために時間を使ったり、実験が早く終わって解放された他の被験者のほうが、時間に対する余裕はなかった。というものでした。

これは、もしかしたら私が、次々といろいろなアイデアを出せるのと同じかな、とも考えました。というのは、私が出すアイデアは、自分のことに関することは少なく、ほとんどが、自分以外の他人への提案なのです。また中国の沙漠地での滞在中はもちろんですが、日本にいてもときどき提案します。これは、常に頭のどこかで考えているからでしょう。心に余裕がなければできないこと、とは思えないのですが、私にとって他人のことを考えるのは、幸せにつながっているのです。

ナースという職業は、自分のことよりも、いつも患者のことを考え、他人のことを考えながら実践する職業だと思うと、それができる素晴らしい職業に思えます。

自宅療養でセルフナーシングや私流天地人療法を実践するときは、「一歩先を歩くナース」

が、「患者である私」よりどんどん一歩先を歩いて考え、計画し、実践しながら励まし続けました。これは、私が自分の手を引いて、いつも引っ張り続けるようなものです。活力を回復するためには、私自身が歩かなければならないのです。

入院中は、おんぶしたり抱えたりしてくれても、自宅療養ではそうはいきません。一歩先を歩くためには、健康や元気がどうしても必要になり、自分で自分を鼓舞しなければならず、他人に頼ることはできないのです。また、頼っていては回復できません。私には、「自助努力」という信念と、それを貫こうとする強さがあったことをありがたく思います。

これは、看護する側からみても同じではないでしょうか。ナースは健康で元気であることが必要ですが、他人の身体にはなれません。だからといって、まったくの無関心でも困りますが、患者からもあまり入り込まれすぎても嫌なものです。専門職としての自覚をもって、患者にはなり代われない自覚と、家族ではないのですから節度ある距離感をもって接する。その上で、患者を思い、患者自らが歩けるような支えになってくれることを期待します。

距離感を保ちながら「一歩先を歩けるナース」の実践は、「無心」「一心」の言葉が表わすように、相手を無心に思い考える、一心に思い考える、ことが原点です。常に頭のどこかで考えていないと、よい案は出てきません。よい案を狙って考えるのでなく、非常に現実的に考え、相手の立場を思えばおのずと良い智恵は出てくる、というのが私の考えです。

では、一歩先を歩いて考えなければならないのは、何かという問題です。

病棟勤務していると、どうしても目の前の、重篤な病状ばかりに目が奪われがちですが、その人の真の幸せを考えるならば、生命と共にある心に目を注がなければ何にもなりません。

当時わからなかったことで、一八年後の今になってわかるのは、第三段階の「患者の心も看えるナース」の中にある、「患者自身が病気をどう受け止めて、病気を克服するためにはどうやって闘うのか、病気と共にいかに生きるか、または、どう死を受け止め、いかに生きるか」の部分です。「どう」とか「いかに」といったことがより具体的になってきました。「どうやって、どうすれば病気を受け止められるようになるのか」「どうすれば、病気を克服できるようになるのか」「どんな気持ちをもてば、病気と共に生きられるのか」「どんな気持になれば、死を受け止められるのか」という具体的な考えと方法です。

この答えは難しそうに思えるかもしれませんが、実はごく単純なことなのです。自分はどう生きたいのか、自分にとって幸せは何か、どう死にたいのか。この問題と真摯に向き合い、ただただ一生懸命に考えながら生きるしかない。私にはそう思えます。

待つことも大事

「一歩先を歩く」やり方は、できるだけ早くしなければいけない、ぐずぐずしていたら間に合わない、という気持ちが働いてしまうからです。これは仕事場で学んだ感覚です。患者は刻々と変化している、世の中の変化も速い。行政にいたときは、その速さがどんどん速くなって、午前中に出された問題は午前中に解決するのが通例のようになりました。とてもたいへんでした。

多面的に考え、何とか解決策を導き出す。決定したらまずそれで進める。ダメだったらそのときにまた考える。いわゆる走りながら考えるという感じでした。これは患者を前にしたときも同じです。私にはその仕事の進め方が身についてしまったのか、中国の活動現地で一緒に事業を手伝ってくれる秘書たちが、顔を見合わせて「また、いつもの早く、早くの口癖が出た」と笑われたことを思い出します。

特に難病になってからは、明日は体調が悪くなって寝込むかもしれないから調子の良い今、今日中にやってしまおう、という気持ちが強くなりました。物事を明日に送らないことを心掛けるようになりました。実際に昨日は調子良かったのに、今日はダメで寝込んだりするときは結構あったからです。また活動現地では、明日にしようと思っていると、停電になって、あぁ昨日中にやっておけばよかったと思ったことも。少し無理してやっておくと、翌日は来客があって実際にそれにかける時間がなく、前日にやっておいて助かったこともありました。

日本ではかつて「明日でいいことは、今日しない」という標語が流行った時期もありました。しかし、私にとっては、「できるときに、できるだけ早く行うこと」が一番なのです。それは何でも一生懸命することになり、何か終わると満足感になる、その積み重ねが明日へ明日へとつながっていく。結果的に後悔なくいられるといいなと思うわけです。

こうした私の考えに対して、直志は「常に一歩先を歩かれると、ときとして追いついていけないことや、先に言われると考えが停止してしまうこともあるから、共に歩く者にとっては、苦痛になって困ることもある。待つことも重要な要素だ」と言います。これは大いに反省すべき問題です。

確かに「先んずれば、人を制す」というように、皆でアイデアを考えるとき、仕事を進める上でも、先に考えて案を出すことは重要なのですが、先に言われた案が、中途半端でなく、かなりの計画性をもっていればなおさら、従わざるをえなくなります。反対するには、明確な理由と対案と相当な勇気も必要です。

一方で、よいアイデアが出されると、何も考えないタイプの人もいます。考えずに早くに答えを求めてしまう人は、このようなタイプかもしれません。患者がどんな「タイプ」かを見極めたうえで、自分自身もやったのだという満足感がもてるように導かねばなりません。

こうした問題は、時間をかけて待つことによって解決できるでしょう。

私流天地人療法の「人」

小さな幸せを運ぶ

天地人の調和を考えるとき、最も難しく、頭を悩ますのは「人」です。私流天地人療法の中で「人」を最も大切にし、育ててきました。その賜物がやっと見え、理解できるようになってきたようにも思います。その一端を紹介します。

この一〇年ほど、私が日常的に行っているリサイクル作品に対して思ってもみないほど感激されて、戸惑ってしまうことが多くなりました。あぁよかったな～と思うのと同時に、これはどうしてかしら？　何がこんな感動を呼ぶのかしら？　と考えるようになりました。

例えば、使用した封筒のリサイクルとして、会社名や住所が明記されている部分に季節を配慮し、相手のことを考えて、旅行のカタログなどから切り取った写真を貼って送ったときです。えらく感激されて、「いつも、いろいろな写真が貼ってあって、見とれてしまう。私を思う気持ちがより強く伝わってくる。どうしたらこんな配慮ができるのだろう。どうしたらこうなれるのだろうね」と言われたり、真似される方も出てきました。

また、自称「折鶴アート」を、旦那さんが亡くなって初七日にあたる日に贈ったときです。

「感激しました」と電話口ですすり泣く声でお礼を言われたときです。

さらに、大学の大先輩の永井敏枝先生[註1]に米寿のお祝いとしてお贈りしたときです。私独自のアイデアで88に見える可愛い「連鶴」[註2]を折り、身近にある厚紙を台紙にしてつけました。入れる箱は、身近にあった段ボールを使い、箱の蓋や周囲や底に内モンゴルのカレンダーからとったかわいい子供の写真を貼りつけたのです。見違えるほどきれいになり、私も満足できるものに仕上がりました。

永井先生から、八八歳の誕生日を覚えていてくれたこと、かわいい連鶴を贈ってくれたことはもちろんですが、箱については、こんなお礼状をいただきました。「～略～又、感激した事は箱にきれいな写真入り絵をはって古いものを利用していることです。私なんか古い箱のまま（名が入っていても）そのまま相手に贈っていたことを心から恥ずかしく思い直しました。～略～貴女の美的感覚・心の美しさを身近に感ずる事も今後の『生きるみち』の目標にしようと感じています」と、書かれてありました。加えて、お礼の品までいただきました。先生がこんなに喜んで下さり、さらに私の行為について感心し評価して下さったことは、とても嬉しかったです。

註1　永井敏枝：戦後の看護教育の充実と向上に尽力されたことが評価されて、二〇〇三年ナイチンゲール記章受章。

註2　連鶴：一枚の紙に切り込みを入れるだけで、数羽の鶴をつないでいく方法で折るもの。

こうした日常生活のリサイクル歴は若い頃から、何気なく始まっていて、その時々で変化もしてきました。手紙を書く、何かを贈るときに、何かプラスアルファを加えたい、つまりさらに私なりの思いや配慮を伝えたい、と当たり前のようにしています。わざわざ買うのではなく、身近な物を利用したちょっとの配慮だけなのです。しかし、でき上がった作品に込められた思い、封筒に込められた思いにより、別物になった気がします。何気なく始めたものに、へ～、こんなことで相手の方が感激したり、感心したり、喜んでもらえるなんて。私の思いが相手の心にス～ッと入り込んで、ピタッとはまったのだなぁと、とても嬉しく幸せな気分になりました。

そのとき、もしかしたら、これって小さな幸せを運んでいるのかしら。相手が幸せになり、それを知って私も幸せになれる。これも看護ではないかしら？ 看護の実践でしょう、日常生活にもこんな看護の活かし方があるのね、と思った瞬間でした。これが、私流天地人療法の「人」の実践につながっているです。

プラスアルファが心を動かす

プラスアルファは、なくてもきちんと役割を果たせますから、考え方によっては、なくてもよいものです。でも、役割は果たせても幸せは届けられません。そう思うと、今まで私がやってきた実践の中には、無駄と思える行為がいっぱいあったような気がします。

例えば、私の机は手紙を書くためにあるのではないか、と思う時期がありました。週末に家で机に向かうと、まず始めに手紙を書いて、それから仕事に取りかかるという状況でした。その手紙を書かなくても交際に支障はありません。

今でも直志から「あんなことして」とあきれがちに言われるのは、厚生省看護課に勤務していたときの話です。看護課監修の『看護六法』と『看護関係資料集』を毎年二〇冊ずつ購入し、休みの日曜日に自宅で、恩師と大学などに勤める友人知人宛に手紙を書き、梱包し、徒歩約二〇分の集配郵便局へ持って行って送りました。一日作業でした。今なら出版社から送るとか、手軽にコンビニから宅配便でとなるのでしょう。当時は、そんなことには頭が回らず、コンビニもありません。

感謝されることを望んだのではなく、看護課勤務をしている立場として当然のこと、皆も助かるでしょうと思って続けていました。ですから、必ずしもお礼状がこなくても気にしませんでした。しかし、後年になって、看護課の役職としてタダなのだろうと思っていた方が何人もいらしたことを知ったときは、あの手間暇とお金をかけた作業は何だったのだろう、とかなりショックでした。

まぁ、とにかく一事が万事で、忙しい中でも人とのおつき合いは、こんな調子でしたので、直志から、「晴子のやり方は、とにかく簡単でない。なぜこんなに面倒なことをするのか。手間と時間とお金がかかることばかりだ」と、何度も言われました。こう言う人に限って、たまに自分から何かをすると、その反応が気になってならないのです。でも私は、反応がないことに慣れっこになっていましたから、前述の感激した反応に接すると驚いてしまったわけです。

相手に思いを伝えることに、長い年月をかけて、いろいろな試行錯誤を繰り返しながら、やっと私なりの表現方法に辿り着いたのかもしれない、と思いました。

最近になって、「晴子には友だちが多くて、僕に少ない理由がわかった」と、直志は私のやり方を認めてくれるようになりました。

若い頃に視野を広げる努力をし、手間と時間をかけて自分自身に蓄積しましたが、今は手間と時間と少しのお金をかけて、皆様に幸せをお分けするといった感覚です。

もしかしたら、これは高校の授業で聞いた二宮尊徳が諭したという「風呂水の哲学」に似ているのかもしれません。「風呂の中に入って向こう側から自分の元へと湯をかき込んだときは、一度は水が自分のほうに入るようだけど脇から水はみんな出ていってしまう。しかし、こちら側からぐーっと押すと一度は水は向こう側へ出ていくようだけど、周りから水はこちらへ入ってくる。つまり、自分が得することばかりやっていると逃げてしまう。相手のことを考えるという気持ちで行えば、必ず周りから自然に入ってくる」というものです。

看護もまったく同じことでしょう。看護は手間暇をかけて行う行為であると思います。看護は自ら動き、伝えること、表現すること、伝える努力をすることによって、返ってくるのではないでしょうか。私は、自ら動くことが大事、伝えることが大事、表現することが大事、伝える努力をすることが大事だと思うのです。

身近な例で言うと、どこもマニュアル化されている接客態度に味気なさを感じる昨今、わが家の近くにマニュアル化を感じさせない中華料理店があります。女性中国人が経営する、とても美味しく、手頃な値段からお客の心をつかみ、開店してまだ二年ほどですが、いつも満員で繁盛しているお店です。ここの接客態度を見ていると、味と安さでお客が来ているのではないことがわかります。笑顔と入店時の「いらっしゃいませ」、帰るときの「ありがとうございました」は、どこも当たり前ですが、いつもプラスアルファの言葉があるのです。来店した客の顔は覚えていて声をかける、「雨の日によく来て下さいました」「しばらくぶりね。元気でしたか」「寒いから風邪ひかないでね」「また来てね」とか、そのときに合わせた何かがあるのです。お金をかけずに、心をかける、この行為になんとなくいい気持ちになって、また行こうという気にさせてしまうのです。

接客のプロから見ればイロハ、当たり前のことをしているだけと思うでしょう。しかし、そうでない状況が一般的であることを考えると、相手の心に近づく、関心を示す、気持ちを伝える、表現することの必要性を学ばなければ、と思います。

私にとっての「幸せ」とは

幸せは日々変わる

東京と中国の沙漠地を行ったり来たりしていると、私の心が実に気まぐれで、自分勝手な人間であることを思い知らされます。

現地の生活では、「よい」か「ダメ」。○か×の二つしか評価基準がないようです。日本人がすぐに五段階評価をしたくなるのは、幸せな国に生活しているからだとわかります。五段階評価を無理に聞き出したところ、次のようになりました。

⑤トンセナー＝素晴らしい、最高だ！。④イクセナー＝いいね！。③フービン＝普通だ、まあまあだね。②アイドナー＝いまいちだね。①モーベナー＝最低だ、最悪だ！

これでみると、「よい」と○は④、「ダメ」と×は①という感じです。

この評価は、私たちの毎日の感覚、気分、幸せ度によって、いかようにも変化します。

瀋陽空港に着いた途端から、現地に到着してもゴミだらけで汚い、臭い！　①モーベナーから始まります。生活が始まっても、停電が多い！　生活用水が茶色に濁り臭い！　家の中も建てつけが悪い！　床のタイルが汚い！　砂ほこりでザラザラ！……でも、だんだん慣れてきます。新緑の庭、真っ青な空に⑤トンセナーを感じると、周囲を見回し、じっくり考え、今までの自分のわがままさに恥ずかしくなるのです。そして毎日の生活が、①からだんだんと上がって行き、④や⑤を感じて日本に帰国します。

「人間は環境が狭められると幸福度は上がる」といわれているそうですが、まさに現地の私たちはそのようです。現地の生活から見ると、日本の生活は一つひとつ全てが、なんて⑤トンセナーの世界なんだろうと思います。成田空港に着いた途端から、⑤トンセナーを感じ、満足な毎日に浸り続けると、だんだんと不満も出てきます。なんて自分勝手と思いながらも、感じてしまうのが現実です

今の私にとって「幸せ」とは、この世に生まれた役割・使命を知り、その使命に向かって喜んで実践している姿です。こうした幸せな国（日本）で生きられ、この世に生まれた役割や使命を考えられること自体、幸せすぎる幸せだと思います。

その認識に立って、二つの使命を説明すると、

一つは、直志のライフワークである沙漠化防治活動を応援することです。国と国の間はギクシャクしても、民間交流の一部が担えることは幸せです。それも、看護の視点を活用して活動できるということは、本当にありがたいことと思います。

二つ目は希望でもありますが、先行きが短くなっているので、今までのいろいろな経験を若い方に伝えたいことです。本書の執筆も、その希望の一つです。

今こうしたことができることをとてもありがたく思い、幸せです。身体は普通の方と比べれば低空飛行ですが、今の私は、休み休みすればできますから、今の体力を維持していきたいと思います。目の開き具合もボトックス治療で満足しています。

いずれも、フル勤務ができなくなって見つけた使命です。使命は無理して探すものではなく、一生懸命生きていれば、目の前にあるということを実感します。これからも目の前にある現象を、しっかりと見える心眼を養いたいものです。

「洗心」によって幸せが見える

幸せに生きていられると感じるまでには、いろいろなことがありましたが、一番大切にしてきたものは、人とのつながりです。また、生きる自信につながるものとして、先に「書くこと」について述べました。

何か出来事が終了した、大事業を成し遂げた、完成した、成功だ、失敗したといったときに、「やっと終わった！　乾杯！　よかった、よかった」ですませないことです。必ず反省の時間をもちます。成功ならば、成功した要因は、他にもっとよい方法はあったか。失敗なら、なぜ失敗したのか、どうすればよかったか、同じ問題を繰り返さないためには、どうしたらよかったか。一人で考えます。これは「どんぐりころころ」からずっと続いてきました。現在は直志と話し合っています。これを話し合いですませるのではなく、メモ書きやきちんと報告書としてまとめる。あるいは本にします。本はそう簡単ではありませんが、最近はかなり自由に自費出版できる世の中になりましたから、できるだけそれをしています。

私の場合、米国での体験を『アメリカ看護を学ぶ』に、重症筋無力症発病から三年間を『患者になってみえる看護』に、中国での活動を一区切りとして『日中環境教育実践普及センター一〇年のあゆみ』に、四人の両親がなくなったのを『両親四人　看送りの記』にまとめ、そして本書です。書くという作業は、脳裏に刻み込む作業ですが、本にする作業はさらに深く脳裏に刻み焼きつける作業です。だから自信になるのだと思います。

また、普段の日常生活でも、何かをいただいた、何かをしてもらったときは、必ずお礼状を出すことです。

このようなことを大事にして生きている、とある方に話すと、「それは、まさに洗心だ」と言われました。「洗心」とは、洗う心と書き、まさに心を洗うことです。私は禅語からくるこの言葉を、剣道で使われていることから知りました。試合終了後、座って、心を平静に保ち、今日の試合を反省するというものです。確かに、私が大事にしてきたことは、「洗心」だと思うようになりました。

洗心を大事にし、丁寧にすると、自然と次に何をしたらよいかの道が見え、その先に幸せが見えるようになった気がします。

下手でもいいじゃないの

上手い下手より歌うことが大事

日常生活の中で、相手のことを思って伝える表現として、今私が大事にしているのは、歌と祈りです。その具体的な例を紹介します。

小学校時代は音楽が苦手でしたが、もともと音楽は好きでしたので、一人で歌ってはいました。難病になってからは、声を出せること、歌を歌えることが元気の証、幸せでもありましたから、健康なときとは違って歌うことは、とても重要な意味をもつようになっています。

二〇〇二年八月、中国の重症筋無力研究所の治療期間中に、親しくなった五人の患者さんが一挙に退院するときに、一人ひとりに退院祝いに歌を歌ったことがあります。みんな瞼が開いてすっきりした顔で帰れるのですから、「本当によかったね」という思いを、言葉で伝えられないなら、歌で伝えたいと思いました。

私の考えを同行した秘書に話すと、人前で決して歌わない彼女は浮かぬ顔、直志からは「そんなこと、みっともないからやめろ」と言われました。しかし私は、「わかりました。では私は一人でしますから、来ないでください。それなら見ないですむでしょ」と言って、誰に何の歌を歌うかの選定をして、翌日に備えました。

当日は、待合室の二〇席余は満席でした。院長に話すと、思ってもみないこととニコニコ顔で、「ぜひ歌って下さい。皆きっと喜びますよ。今、カメラマンを呼んでビデオを撮ってもらいますから、ちょっと待って下さい」とまで言われました。

歌は、おぼろ月夜、浜辺の歌、椰子の実、いつくしみ深き、神ともにいまして。それぞれ一番だけではなく二番、三番まで歌いましたから、何とずうずうしいことでしょう。いつもは瞼が閉じているのに、ちゃんと開いて、退院する人の顔を見て歌っているのですから、皆びっくりしたはずです。

初めて聴く日本の歌を、皆静かに聞いていましたが、歌い終わると状況は一変しました。お礼に院長が歌い、次から次へと皆が歌い出し、踊り出し交流の場と化し、大変な盛り上がりになったのです。私自身、こんなに皆が喜んでくれるとはまったくの予想外で、勇気を出して歌って本当によかった、と思いました。浮かない顔だった秘書も、よかったと言い、来ないはずの直志もその場にいて、歌の力の威力に圧倒されたのか、「すごかった！　感動的だった！」と言ってくれたのです。

「退院を祝いたい」という私の思いを伝えるものでした。それは看護の心です。思っていても、話したり、行動に移さなければ、何も伝わりません。きちんと伝えるべきときには、実行して伝えなければなりません。実行するには少し勇気がいります。でも、相手を思う気持ちが強ければ、自然と勇気が湧き上がってくるものです。きちんと伝えるためには、下手でもいいじゃないの、上手い下手は関係なく、看護の心がストレートに相手の心に届いたのだと思いました。

音痴の人はいません

今は人前でも歌うようになりましたが、小学校の入学試験での「歌」の試験は、長い間トラウマとなって、私の心に居続けていました。これに加えて、次のことも忘れられない心の傷として残りました。

小学校の音楽の先生は有名な方で、作詞作曲した歌ができ上がると、音楽の授業で私たちに教えてくれました。歌を覚えると、土曜日の午後に私たちを順番に、当時愛宕山にあったNHKに連れて行き、ラジオ放送で披露するのでした。私も一度行きました。

全員を整列させて、さぁ歌うという前に、先生は両手を広げて「さぁ、こちらを見て」と言って、右手の人差指で一人ずつの前で顔を指しながら「あなた、口パクパク」「あなた、口パクパク」「あなた、口パクパク」と言いました。私はその中に入っていました。歌う直前でしたから、頭は真っ白になって、口もよく動かなかったことを覚えています。

音楽の先生に「口パクパク」と言われることは、正にあなたは音痴ですよ、と言われたのと同然でした。私は歌うことにさらに強い抵抗感をもち、特に人前で歌を歌うのは、非常に高いハードルになってしまいました。

でも、私自身は音楽が好きで、いろいろな曲を聴き、中学校に入ると音楽部に入って多くの合唱曲を覚えました。二年になるとバイオリンを習ったり、高校では音楽が選択科目になり選択しなくても教科書はしっかり買って自分で見ていたり、成人になってからはN響の会員になって定期的にコンサートに行ったり、長唄三味線を習ったりと、周囲にはいつも音楽がありました。

六〇歳を過ぎてから、カンツォーネ教室へ一年半通ったことがあります。指導に当たった森永一衣先生は四〇代後半の、現役バリバリのソプラノのオペラ歌手でした。日本女子大を卒業後に東京芸術大学の声楽科を卒業され、イタリアに留学、今でも一年の半分はミラノに住み、スカラ座に出演されていらっしゃる方です。

個人レッスンのある日、私は「小学校のときに、音痴と言われたことがあります」と話すと、先生は表情が変わって、「それは間違っています。音痴の人はいません！ 誰にもその人なりの音域があります。その人に合った音域をきちんと探してあげれば、歌えるのです。あなたはきちんと歌えています。音痴ではありませんよ」と、私をじっと見据えて言われたのです。

あまりにも明快な説明と凛とした態度に圧倒され、私は思わず背筋がシャンと伸びていました。小学校の入学試験から始まった霧は晴れ、青空が見えたようでした。

それからは、私の講演中に突如としてカンツォーネを歌って、居眠りしている人をびっくりさせることもあります。これは、私がここまで元気になりましたよ、といった嬉しいメッセージでもあるのです。苦手の「歌」が、今は、皆に思いを伝える手段の一つにまでなっています。

大切にしたい「祈り」

「祈り」は最期まで人間に残された行為

もう一つ、私が大切にしているのが「祈り」です。

若い頃は、寝たきりになったら何もすることがなくなるから、ダメだと思っていました。ところが、東京都養育付属病院に勤務していたとき、寝たきりの女性患者が、「押し花ができる」ことを教えてくれました。

彼女はとても明るい方で、私が部屋に入ると手招きしました。「ねえ、ねえ、ちょっと、ちょっと。私、寝たきりだけど、今仕事をしているのよ。なんだかわかる?」。えっ、なんのこと?

私は耳を疑いました。ちょっと意味がわからなかったからです。

私がなかなか返事をしないのを見ると、「この下をめくってみてよ」とマットレスを指すのでした。マットレスとシーツの間を見ると、何かの花弁が見えて「ほらね、押し花をしているのよ。私のこの体重がちょうどいいみたい」と笑って話すのでした。

寝たきりになっても、自分のできる仕事を探す患者の、生きようとする姿勢に感銘を受けました。人間はいくつになっても、自分の存在を認められ評価してもらいたいもので、その存在意義を自ら見出せる方は幸せだと思いました。

私はこの生き方に接し、まさに「目からウロコが落ちる」思いをしました。この患者に会ってからは、寝たきりになっても怖くない、自分ができることを探せばいい、例えば押し花があるじゃないの、と考え方が変わりました。人間の生き方を教えられた一つの出来事でした。

その後さまざまな経験を積み重ね、父の親友でもあったイタリア人のタシナリ神父様[註]から「祈り」を教えられました。現役を退いてからの神父様の日課は、「祈る」ことでした。今まで生きてこられたことに感謝して祈る、誰かの幸せを願って祈る、世界平和のために祈っていらっしゃいました。

「祈り」については、キリスト教信者であれば、誰もが知っている行為です。しかし、若く元気なときの祈りは、○○に合格できますようにとか、○○になれますようにといった、どちらかというと自分自身に対する祈願が多かった気がします。自分中心に考える身勝手な行為に映っていたことでしょう。ところが、歳を重ね、だんだんと体力の低下を感じるようになり、死を身近に据えて生きる歳になると、寝たきりになったら、手足が動かなくなったら、何ができるだろうかと真剣に考えるようになります。すると、若いときには強く認識しなかった「祈り」が目の前にちゃんとあることに気がつきました。

晩年の神父様を見ていると、身体が不自由になっていても、手が動かなくなっても、祈ることはできることを見せて、教えてくれたのでした。「祈り」は、今私が考えられる中で、人間に最期まで残された行為であると思うのです。「祈り」は他者のため、「看護」も他者のためですから、共通する部分がとても多い気がします。看護には、人に何かを伝えることがあるならば、「祈り」も同じです。

註 レナート・タシナリ神父：（一九一一～二〇一二年）イタリア人。カトリック、サレジオ会修道師として一七歳で来日。戦後の戦争孤児の救済に当たる。日本の管区長歴任。大分県別府市のケアホームで生涯を閉じる。

折鶴アートに「祈り」を込める

自分がいくら祈っても、人に伝わることはなかなか難しいものです。「祈り」は、あなたのために祈っていますよ、と声高く言うものでもありませんが、お礼の気持ちや感謝の思い、お祝いの気持ちやお慰めの気持ちを手紙や品物に添えて贈る方法があるように、もっと私らしく伝えられたらいいなと思いました。

そして、「祈り」を形として表現したのが、自称「折鶴アート」です。二〇〇五年に中国内モンゴルの現地で開催した展示会「ウルスン鎮を美しい鎮にする第一歩展」で、シンボルタワー「夢　みんなの力で」をつくったのが始まりです。

大きなテーマは環境教育でしたから、シンボルタワーに、環境に一番影響を受けやすい野鳥――鶴（平和と長寿のシンボル）――折鶴を、リサイクルとして包装紙を利用してつくりました。

日本の協力者にメールで「きれいなチラシや包装紙を送ってほしい」とお願いし、たくさん送っていただきました。折鶴は、シンボルタワーに約千羽、タワーから周囲の壁につなぐ渡り鳥に五百羽です。地元の支援者や老人クラブの方々に応援してもらい、環境教育にも役立てました。大きくてきれいなシンボルタワーはとても好評でした。

シンボルタワーは高さが二メートル以上もある大きな作品でしたが、個人にお贈りするものとして始めたのが「折鶴アート」です。折鶴を花束や花篭風につくる飾り物です。簡単にはつくれませんし、世界に一つの物です。お誕生日にはその数、還暦（六〇）古希（七〇）喜寿（七七）傘寿（八〇）米寿（八八）白寿（九九）百寿（百）に合わせて、また、初七日、七十七日忌、一周忌、三回忌、七回忌、十三回忌に合わせて贈ります。

購入するのは、鋼線、それも百円ショップで、それに両面テープを少々だけ。他は家にある包装紙、紙袋、ヨーグルトのカップ、ストロー、厚めの箱などを使ったリサイクルです。

つくるには、その方の色や形をイメージし、その色の包装紙を揃えて、必要な大きさに切る、折鶴を折る。後は折鶴に鋼線をつけ、箱の厚紙などに刺しながら、形をつくっていく。金額はほとんど無料に近いのですが、時間のかかる作業です。この手間と時間をかけることが、その方を思う「祈り」だと思っています。

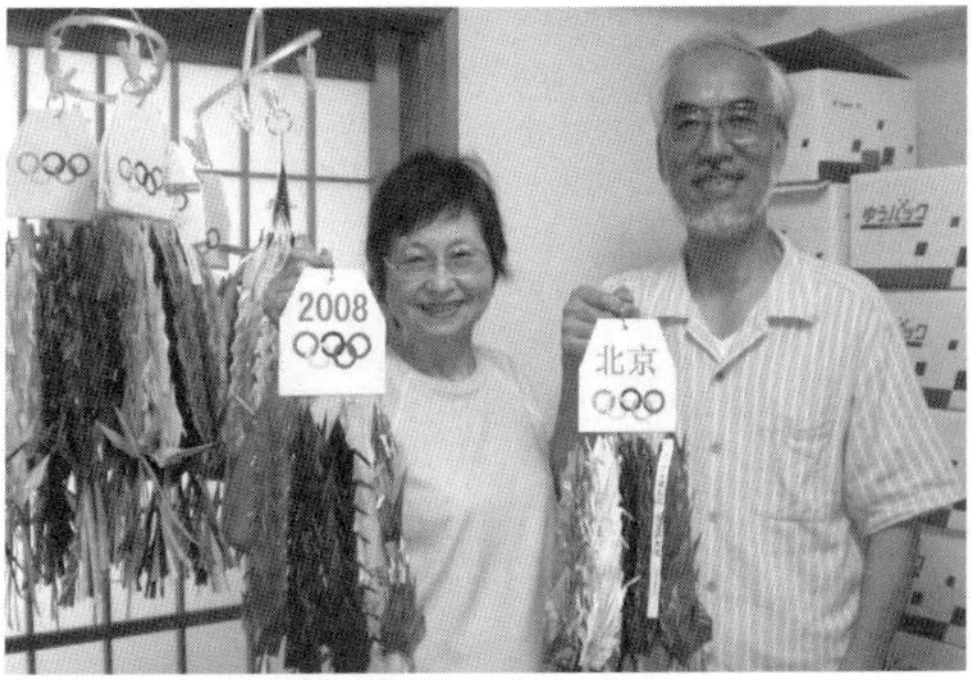

図10　中国の関係者に贈った折鶴の飾り物

お祝いとしては、二〇〇八年の北京オリンピックに合わせて、中国の関係者三〇人に飾り物として、五色系(青・黄・黒・緑・赤)の折鶴(一五×一五センチ)を作って贈ったことがあります。折鶴は二千羽以上になり、友人数人に応援してもらいました。お祝いカードは野鳥カレンダーや色の厚紙、各種紐を使用。段ボールの中のクッションは、ゴミにしないで利用してもらうことを考え、和製の風呂敷やタオルなどを使い、わが家に貯まっていた物は一掃されたのでした。

現地に行ってみると、皆一様に、簡単にはつくれない物だ、嬉しい、これまた予想以上に喜んでくれました。大変でしたが、つくって、贈って、オリンピックのお祝いの気持ちを、きちんと伝えられて本当によかったです。労苦があればあるほど、相手にもそれが伝わるのでしょう。

大事な人を大事に思う

「折鶴アート」を贈るということは、大事な人を大事に思って伝える行為です。そうなると、その方のお誕生日とか命日のチェックが必要になってきます。

私は翌年の手帳が手に入ったときに、翌年の準備として、それを書き入れています。そうすると、いつも頭にあります。どこへ行っても、これは○○さんにいいなあと思って求めたり、今年のプレゼントは○○にしましょうと考えていますから、その日が近づいて、そのためにわざわざ時間を使うということはほとんどありません。面倒がらずに、こまめに喜んでやるのがモットーです。

以前はお誕生日祝いが多かったのですが、最近は命日の方へのご供養が増えてきました。一〇年ほど前に、恩師が次々と亡くなったのを機会に、メモ帳と包装紙を使って私自身の「過去帳」を作りました。結構格好よくて、とても気に入っています。一日から三一日までをそれぞれ一頁にして、氏名、命日、享年を書き入れます。わが家では直志と別々の物を自分で作り、親族はじめ大切な人、尊敬する人が次々に加えられ、今ではかなり多くなってしまいました。

このようにすると、その方の祥月命日には必ずお経をあげられるようになりました。亡くなった方を供養するとは、思い出すことです。毎月一回は必ず思い出しますから、今は亡くなった方ともおつき合いが続いているような感じです。見守られている気もします。あの世で再会したときには、楽しい報告とお土産話がたくさんできるようにと思っているのです。

友人や恩師が亡くなっても、ご伴侶とおつき合いが続けられることは、私にとってもその方にとっても嬉しいことです。中でも、一〇年以上前に、私の生き方に関心を寄せて、熱心に本を書くことを勧めて下さった医療ジャーナリストの平野勝巳さんは印象深く今も心に残っています。中国から帰国するのを待って、毎回必ず「原稿は書けましたか」と電話をいただき、完成を心待ちされたのでした。ところが二〇〇四年に五〇歳で急逝されました。残されたご家族との交流は今も続いていて、そのときに書き溜めた原稿が今回大いに役立ったのです。亡くなってからも、応援し続けてくださる気がします。

その方が亡くなると、サ〜とその方の友人知人も去っていく姿は、残される者にとってとても寂しいことだとよく話されます。その方が亡くなっても、一回忌、三回忌、七回忌、一三回忌が私の過去帳には加わっています。そんなことをしながら、これも看護よね、と思うのです。

誰かが亡くなったらおつき合いは終わりと思っていた直志は、私があの世とも、また残された方とも変わりなくつき合っていることを知って、自分でも始めるようになりました。残された方から想像以上の喜び方をされて、今では喜んで続けています。

気に入った便せん・封筒・しおりを作る

もっと手軽なことに、しおりや便せん作りがあります。使用した封筒、箱や段ボールの使います。この種のリサイクル歴も、父の影響があり結構長くなりました。

なんといっても、自分の好きなものが作れる喜びは大きいです。

若い頃からカード類や封筒類が好きで、いろいろな物を探したり、買っていた時期があります。しかし、手紙書きが多い私にとっては、結構高いものですから、かなりの出費になります。仕事をしていた頃は、気にも止めませんでしたが、退職したら急に気になりだしました。百円ショップの封筒を使うようになり、今もそうです。そのときに真っ白では寂しいと思って、封筒の裏用に準備していた写真の切り抜きを貼ったのが始まりです。便箋の一枚目にも、二枚目、三枚目にも別のを貼って、結構気に入ったというか、はまってしまって、エスカレートして今になっています。

これを続けるうちに、今まで買っていた封筒や便箋が、気に入った品ばかりではなかったこと、これしかないのなら仕方ないなとか、これで我慢するかといった、妥協している自分がいたことに気がつきました。今度は白地に、自分流に気に入った写真を貼るわけですから、気に入った物になります。

倹約から始まったことは、すっかり忘れてしまいました。その季節に合わせて、相手を思って写真を見つけて便せんに貼る、手作りカードに貼る、封筒の表裏に貼るのは、とても楽しいことです。これも友人知人が真似しているのですから、嬉しくなります。

さらに、「本のしおり」です。簡単で、それでいていろいろな色や柄、写真も楽しめます。今日の気分によって変えられるのも、すてきです。いただき物の説明書や包装紙、お菓子の包み紙でしおりを作ると相手の気持ちやおいしさを思い出す品になります。それを添えてお礼状を出すとビックリされて、おいしさと感謝の思いがより強く伝えられます。

二昔前までは、きれいな写真が身近にありませんでした。行ってみたい所の写真やきれいな風景の写真を見つけると、机の前に貼ったり、きれいな包装紙があると、本や教科書のカバーにして楽しんでいました。物を大切にしていた時代です。ところが今は、カレンダー、週刊誌、雑誌、季刊誌、旅行カタログ、新聞まで、全てがカラフルで大小さまざまなきれいな写真で溢れています。探す苦労はなくなりました。豊かな世界に住むようになったものです。読み終わって捨てる前に、気に入った写真を切り抜いてとっておきます。専用の小箱にはいつもたくさんの写真の切り抜きがあって、贈る人の状況に合わせて選びます。この作業中はその方のことで頭の中はフル回転しているようで、一人静かに没頭していて時間の経つのを忘れてしまいます。

また輝いてほしい

こうしたリサイクルを始めてもう何年にもなりますが、最近は以前と比べて考え方が変わってきました。年齢も影響しているのかもしれません。

封筒、包装紙、各種のカタログは、どちらかというと一度使ったら終わり、一度見たら終わりという運命にあります。それがすごく寂しい気がしてきたのです。特に、包装紙や箱に賭けるデザインの作成を思うと、こんなにきれいな物を捨ててはもったいない、もう一度花を咲かせてあげたい。それも別な生き方をさせてあげたい。また輝いて欲しい。その輝きが、日頃の忙しい一瞬でもいい、何かホッとできるものになればいいな、清涼感が伝わるといいな、もうひと踏ん張り、もう少し頑張ろうの励ましになればいいな、と強く思うようになりました。

例えば、届いた封筒や箱にきれいな写真が貼ってあれば、一瞬目が留まったり、何が入っているかな、とより一層わくわくするでしょう。中を見てからもう一度見直したり。便箋や封筒の裏に貼ってある写真も同じことです。手紙を読み終わってから、また写真を見ることは、より気持ちを伝えるものになるはずです。これは市販の封筒や便箋では機能は果たせても、心は届かない。それが相手を思うちょっとした工夫で、できる気がするのです。

たかが封筒や便箋でも、見直す回数は多くなりますし、必ず誰かに見せたくなります。周囲へも影響する。何となく小さな幸せも運んでくれているようにも感じるのです。現実にその役割を十分に果たしてくれています。それはきっと、リサイクルされた写真たちも喜んでいる姿が、不思議な力を発散しているのではないでしょうか。

相手へ贈る場合でも、一方的な押しつけになっては、「一歩先を歩けるナース」や「目標に向かってサポートできるナース」にはならないでしょう。その間をどうやって穴埋めをするかが問題です。それには、相手の立場をよく考えるしかないだろうと思います。

その方が、一番大切に思っていることは何か。今一番嬉しいことは、今一番心悩み沈んでいることは、どうしたら心が晴れるでしょうか。もし私だったら、どうしてほしいか、どうされたら一番嬉しいだろうか。いろいろいろいろ考えをめぐらせます。簡単に考えず、思い悩んで出した答えは、かなりその方の心に響くものになっているはずです。今までの経験から、そうなっていました。それも予想以上に。

こうして始めた私流リサイクルの品々は、一方的な私の思いから始まりました。それがかなりの方々の共感を得、日々の小さな幸せにつながっていることを感じられるのは、私にとって望外の幸せです。その根本には、相手のことを思う、看護の心があるからだと思います。日常生活の中に看護が活かせられるとは、有難いことです。

ナースであることに感謝

自宅療養に入ってから会った中国黒竜江省出身の中国人医師から言われた言葉は、今も強烈な印象として脳裏に焼きついています。私の身体を診て、「浮草のようだ。このままでは死んでしまう」と言われ、漢方、気功、鍼の三本柱の治療を勧めてくれました。そして、「これから始めようとする治療はかなり厳しいものである。私も一生懸命治す努力をするが、なんといっても自分が治そうと努力しなければだめだ。それをする気があるか」と釘をさされました。

そして、毎日教えられたことを日課に組み入れて、セルフナーシングを続け、だいぶ体力が回復した頃、「少しは根が生えてきましたか？　どの辺まで来ましたか？」と質問したことがあります。医師は「万里の長城の三歩だ」と答えたのです。二四〇〇キロメートルも延々と続いているあの長城の三歩とは、なんということだろう。これだけやってもまだ三歩にしかならないとは。急にガックリと疲れを感じました。しかし後に続けてこう言われました。「日本人は始めの一歩を大事にするけれど、中国人は三歩を大事にする。なぜなら、目標に向かって一歩を踏み出しても、次の足をどう出すかによって方向が狂ってしまう。しかし三歩踏み出せば、目標の方向に向かっているかどうかがわかる。このまま行けばもう大丈夫だ」。私はこれを聞いてなるほどと思いました。

この「三歩」が、今までの苦労の積み重ねてきた結果と評価であり、これから将来や目指す目標に向けた道標であると思ったのでした。あれから二〇年、あのときに言われたことを思い出すと、胸が熱くなります。

二〇年という歳月には、患者だけの立場だけでなく、いろいろな立場を経験してきました。セルフナーシングをして「一歩先を歩けるナース」を実践し、あるときは患者家族になり、またあるときは四人の両親を身近に看送ってきました。

看護をさまざまな立場から見て、考えることによって、今あらためて私はナースであることに感謝しています。診断当初は、難病について十分な知識をもち合わせていませんでしたが、どうしたら、どこへ行ったら必要な知識が得られるのか、という方法を知っていたこと。客観的に私自身の心と身体を看ることができ、よくするためにはどうしたらよいのか。医師やいろいろな方から得た知識や情報から、何を取り入れたらよいのかを判断できたこと。具体的な目標をつくり、計画が立てられ、これだと決めた計画を勇気をもって実行できたこと。つまり、自分のナーシングプランを立て、セルフナーシングを実践し、私流天地人療法まで実践できました。さらには、中国の沙漠地まで行って、看護の視点で活動できているわけです。これらは、やはりナースでなければできなかったことかもしれません。

これからはナースだからできた、と悠長なことは言っていられないと思います。近年はインターネットの発達によって、二〇年前とは比べ物にならないほど自分の病気についての知識を簡単に得ることができるようになり、勉強もしている患者が多くなりました。自分の病気については、ナースよりもっと多くの知識をもっている患者は多くなるでしょう。また平均寿命は長くなり、慢性疾患をもち、あるいは後遺症や障害をもちながらも、あるいは癌を患っても長く生きられるようになりました。その病気と共に生きる時間は、若者や健康な人が考える時間とは比べ物にならないくらい貴重であり、真剣に生きています。それらを考えて看護することは以前にも増して、複雑で難しいものとなりました。ナースがそうした患者から信頼されるには、専門知識と技術に加え、真摯に向き合う高い人間性が要求されることでしょう。

この状況に対応するには、患者を人生の先輩として敬う心と、「無心」「一心」の一生懸命さがあればよいと私は考えます。歳を重ねると、若い人がよく見せようと思う心や、バカにした心は、どんなに隠そうとしても、見えてしまいますから、ありのままの心に出会うと、幸せになります。

生命と死に勇気をもって果敢に挑む人間を、昼夜にわたり患者の最も身近かで、心に希望や勇気を示し、身体に安楽の援助ができる。なんと素晴らしいことでしょう。専門知識をもったナースだからこそできることです。ナースは本当に素晴らしい職業である、とあらためて感じています。

私は退職して、狭い意味での看護の世界（業界）を離れて一六年になろうとしています。体力が弱く低空飛行の生活でも、自分のため、家族のためだけではなく、友人知人のため、海外まで行って現地の人々のためにも活動できています。日本で過ごす日常生活でも看護の考え方で楽しく生活ができています。看護の実践で培った力が、広い意味での看護の世界（人生すべてにかかわる）でも発揮できていることは、なんと幸せなことでしょう。

ナースであれば、看護の視点や看護の力を日常生活のさまざまな場面に活かしてこそ、看護はさらに光り輝いて生きるのではないか。そんな思いが募ってきます。看護は「技術とアート」と言われます。私は、このアートを「看護を日常生活に活かすこと、それが生き方そのものになったときである」と思うようになりました。看護の考え方は多くの場面に応用できると思いますし、実践することはとても楽しいことです。私自身はもとより周りの人々をも幸せに導く道でもあると思うのです。

本当にナースでよかったと思います。ナースとして得たものは、一生の宝になりました。そして、看護は私の生き方そのものになったのです。

おわりに

本を書くということは、心身共に健康な状態であることに加え、大変なエネルギーを要するものです。それをやり遂げられたことは、健康回復の一つの証ですから、とても嬉しく思います。

重症筋無力症を発症した境遇を恨まず、落ち込まず、病いの中に人生へのメッセージを感じ取り、私なりの使命を見つけ、今は自分なりに毎日を楽しく過ごしています。次々と降りかかってくる難題を素直に受け止め、無理をせずに付き合いながら、いつも前向きに生きてきた結果である、と思っています。

もちろん、私がここまで回復できたのは、日本の進展した医療の恩恵を得られたこと、心身共に効果があった民間療法に出会えたこと、多くの方々のご支援や励ましなどが、健康回復への方向へと強く導いて下さったおかげだと思います。

本書は、この二〇年間に出会えた多くの方々からの有形無形のご支援に対して、私のささやかなご恩返しとさせていただきたいと思います。ただただ「感謝」の一言に尽きます。本当に本当にありがとうございました。

主に私自身の心と身体に起こった変化の過程を書いてきましたが、この間の社会の動きや医療・看護に目を向けると、大変な変革の時期であったことがわかります。

日常生活では、特にインターネットやEメールにより病気や多くの情報が容易に得られたり、自分の考えを大勢の人々に向けて簡単に発信できるという、以前にはまったく考えられなかった夢の社会になりました。

看護職にとっても、男性保健師の誕生、多数の看護大学の設置や卒後臨床研修制度の創設などがありました。看護の現場では、本書に記した看護計画は看護プロセスへ、エビデンスに基づいた患者中心の医療・看護は当たり前となり、クリニカルパスを使用した退院に向けた治療計画、パソコン入力の看護記録なども日常茶飯事になりました。

これからは、看護職が四一種（一四分野）の特定行為ができる研修制度の発足も見込まれています。これは、病院外の看護職が訪問看護をできるようになって以来の、大きな転換期だと思います。

今後はさらに深刻な状況になる超高齢社会と多死社会に対して、看護職は重要な役割を担う専門職としての期待がますます大きくなります。一方、どんなに社会環境が変わろうとも、便利な生活や恵まれた医療を享受できるようになっても、一人ひとりがもつ病気や死に対する不安、家族への思い、看護職へ向けるプロとしての信頼に加え、優しさを求める願いは、そう簡単に変わるものではないでしょう。

ですから、看護職の一人ひとりは常に「人はどう生きて、どう死んでいくのか」を問い続けながら、今まで以上にその自覚、知識と技術の習得、ふさわしい人間性のレベルアップを図ることが求められると思います。

大きな転換期を迎えていますが、一生懸命生きていれば、おのずと看護の方法は考えられ、如何なる難局も乗り越えられると、私は信じています。私の体験が少しでもお役に立てれば幸いです。

一七年前の拙著『患者になってみえる看護』の編集担当だった北原拓也氏とは、その後も長いご縁で、このたびも数々のご教示をいただきました。そして今回編集を担当してくださいました金子力丸氏に深く感謝申し上げます。

二〇一四年二月

長濱晴子

看護は私の生き方そのもの
発　行　2014年3月1日　第1版第1刷©
著　者　長濱晴子《ながはまはるこ》
発行者　株式会社　医学書院
　　　　代表取締役　金原　優
　　　　〒113-8719　東京都文京区本郷1-28-23
　　　　電話　03-3817-5600(社内案内)
印刷・製本　双文社印刷

ISBN978-4-260-01963-7